Säure-Basen-Diät

Die besten Rezepte zur gezielten Entsäuerung

Raffiniert und gesund: Schnelle Gerichte für mehr Wohlbefinden

Wertvolle Tipps zur richtigen Ernährung, die den Säure-Basen-Haushalt im Lot hält

Mit Tabellen zur Kombination der geeigneten Nahrungsmittel

W0171050

Südwest *kompakt*

Inhalt

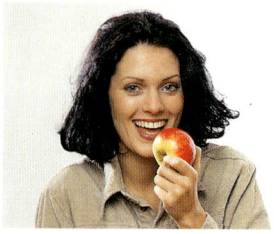

Ein ausge-
wogener
Säure-Ba-
sen-Haus-
halt verhilft
zu mehr
Wohl-
befinden
und Ge-
sundheit.

Gestörte Säure-Basen-Balance

Sie fühlen sich schon seit einiger Zeit unwohl? Sie leiden unter chronischer Müdigkeit und können sich nicht mehr so gut auf Ihre Arbeit konzentrieren? Vielleicht sind Sie auch mit Ihrem Aussehen nicht mehr zufrieden: Ihre Haare sind ohne Glanz, Ihre Fingernägel brüchig, und Ihre Gesichtsfarbe ist blass. Kann keine konkrete organische Störung diagnostiziert werden, könnte es sein, dass die natürliche Säure-Basen-Balance Ihres Körpers aus dem Lot geraten ist. Mit anderen Worten: Sie leiden möglicherweise an »Übersäuerung«. Dabei handelt es sich um eine Stoffwechselstörung, die Mediziner und Naturheilpraktiker als typische Zivilisationskrankheit einordnen.

Säurebedingte Beschwerden äußern sich vielfältig

Bemerkenswert ist, dass Übersäuerung verantwortlich für die unterschiedlichsten Beschwerden sein kann. So wird »Rheuma« ebenso mit Übersäuerung in Verbindung gebracht wie Hauterkrankungen oder Haarausfall. Abgeschlagenheit, Müdigkeit oder Konzentrationsprobleme, Reizbarkeit, depressive Verstimmungen, Nervosität sowie eine Verminderung der Abwehrkräfte, Kopfschmerz, Schweißausbrüche und mangelnde Durchblutung können als Folgeerscheinungen eines nicht intakten Säurehaushalts unseres Organismus hinzukommen. Inzwischen weiß man: Eine Störung des Säure-Basen-Gleichgewichts wäre weitgehend vermeidbar, wenn wir besser auf unsere Lebens- und Essgewohnheiten achten würden: Tatsächlich wird Übersäuerung sowohl durch einseitige Ernährung als auch durch eine ungesunde, hektische Lebensweise begünstigt bzw. ausgelöst. So kann nicht nur Stress, sondern auch der bevorzugte Verzehr von Säure bildenden Nahrungsmitteln den empfindlichen Säure-Basen-Haushalt stören und damit langfristig schwere organische Erkrankungen hervorrufen.

Woran man eine Übersäuerung erkennt

Ist das Säure-Basen-Gleichgewicht eines Menschen chronisch gestört, so können sichtbare Veränderungen an seiner Haut und seinen Haaren erste Hinweise sein.

Die Haut verliert ihre rosige Farbe und wird grau, fahl, trocken, spröde oder auch schuppig. Zudem neigt sie verstärkt zu Faltenbildung und Schlaffheit.

Auch vermehrte Schweißbildung ist unter Umständen auf eine Übersäuerung der Körpers zurückzuführen. Haare können von einer Übersäuerung folgendermaßen in Mitleidenschaft gezogen werden: Sie verlieren an Glanz und Elastizität, werden strähnig und dünn. Im Fall einer massiven Übersäuerung kann es sogar bis hin zu Haarausfall kommen. Da sich der Organismus gegen einen Säureüberschuss mit all seinen Mitteln zur Wehr setzt, wird auch über die Tränenflüssigkeit Säure aus dem Körper transportiert. Dies kann zu einer Entzündung der Bindehäute führen. Schließlich wirkt sich Übersäuerung auch negativ auf unsere Zähne aus, da starke Säuren sie angreifen. Karies, Zahnfleischbluten und Parodontose bis hin zum Zahnverlust sind die möglichen Folgen.

Basen – Gegenpole der Säure

Entscheidend für die Regulierung von Übersäuerungszuständen sind die Basen. Sie gehen mit Säuren chemische Verbindungen ein, wodurch sie für die Neutralisierung und den Abbau eines Säureüberschusses sorgen. Der Genuss von basischen bzw. Basen bildenden Lebensmitteln ist also eine wirkungsvolle Maßnahme gegen Übersäuerung.

Säuren – was versteht man darunter?

Bei Säuren handelt es sich um chemische Verbindungen, die Wasserstoff enthalten. Werden sie in eine Flüssigkeit gegeben, dann entfalten sie einen sauren Geschmack und spalten Wasserstoffatome ab.
Wie stark eine Säure wirkt, ist abhängig von der Anzahl der Wasserstoffatome. Zu den stärksten Säuren zählen die Mineral-, Salz-, Salpeter- und Schwefelsäuren. Säuren färben Lackmuspapier rot. Gehen Säuren Verbindungen mit Basen ein, dann entstehen auf diese Weise Salze.

Sind Säuren generell ungesund?

Diese Frage kann eindeutig verneint werden, denn ein gewisser Grad an Säuren ist für den menschlichen Organismus ebenso wichtig wie Basen – man denke nur an die für die Verdauung notwendige, aus Salzsäure bestehende Magensäure. Das Vorkommen von Säuren im Körper ist also bis zu einem gewissen Grad normal und führt nicht zwangsläufig zu Komplikationen.
Der Organismus kann eine begrenzte Säuremenge von sich aus neutralisieren und ausscheiden. Gesundheitliche Probleme ergeben sich erst durch einen Säure-

überschuss, dem ein mehr oder weniger stark ausgeprägtes Ungleichgewicht des Säure-Basen-Haushalts zugrunde liegt.

Wo kommen die Säuren im Organismus her?

Zum einen gelangen Säuren durch die Aufnahme fester oder auch flüssiger Nahrung in den Organismus, zum anderen werden sie vom Körper selbst hergestellt. Als besonders säurereiche bzw. stark Säure bildende Nahrungsmittel gelten Fleisch- und Wurstwaren, Eier, Hartkäse, Fisch, Geräuchertes und Geröstetes, Bratfett und Süßigkeiten. Gemüse sind generell zu empfehlen, sieht man von den folgenden Sorten einmal ab: Artischocken, Sauerampfer, Spargel, Sauerkraut und anderes milchsauer vergorenes Gemüse. Es zeigt sich, dass der (übermäßige) Verzehr von eigentlich gesundem Gemüse wie Spargel und Sauerkraut, die reich an Vitaminen und Mineralstoffen sind, problematisch sein kann, da auch sie zu den Säure bildenden Nahrungsmitteln zählen.
Wer unter Übersäuerung leidet, sollte zudem generell kein saures Obst (unreife Früchte, Zitrusfrüchte, Beeren) und keine geschwefelten Trockenfrüchte zu sich nehmen. Abzuraten ist zudem vor allem von Weißmehlpro-

dukten, Knäckebrot und Backhefe. Was die Getränke betrifft: Alle, die auf ihre Säurezufuhr achten wollen, sollten auf stark kohlensäurehaltige Getränke, Limonaden und insbesondere Colagetränke verzichten. Hochprozentiger Alkohol ist ebenfalls stark Säure bildend.

Der Körper als Säurefabrik

Säuren sind, wie bereits erwähnt wurde, nicht nur in Lebensmitteln enthalten, sondern werden auch vom Körper selbst produziert. Zu einer übermäßigen Säurereproduktion kann es kommen, wenn lebenswichtige Organe wie Magen, Bauchspeicheldrüse, Leber oder Gallenblase nicht voll funktionstüchtig sind. Darüber hinaus können Erkrankungen der Nieren, des Herzes, aber auch Diabetes mellitus und Vergiftungen des Urins zu Übersäuerung führen.

Der Coca-Cola-Test

Säuren können ausgesprochen aggressiv sein, was Sie leicht selbst testen können: Legen Sie ein Stück Fleisch über Nacht in ein Glas Coca-Cola. Am nächsten Morgen wird von dem Fleisch nicht mehr sehr viel übrig sein, weil die in dem Getränk enthaltenen Säuren es regelrecht zersetzt haben.

Messung des Säuregrades

Wie stark eine Säure ist, hängt ab von ihrer Fähigkeit, elektrisch geladene Wasserstoffatome (= Ionen) abzugeben. Der Grad dieser Fähigkeit wird mit Hilfe des pH-Werts gemessen, wobei gilt: Je aggressiver eine Säure ist, desto niedriger ist ihr pH-Wert. Die pH-Werte, mit denen auch der Grad der so genannten Basizität gemessen wird, liegen auf einer Skala von 0 bis 14, wobei die Zahl 7 (neutraler pH-Wert) anzeigt, dass der Säure-Basen-Haushalt ausgewogen ist. Da sich Basen exakt umgekehrt wie Säuren verhalten, kann das quantitative Vorkommen von Basen ebenfalls mit dem pH-Wert gemessen werden. Verbindungen mit einem Wert von 7 bis 14 sind basisch (je höher der Wert, desto größer der Basizitätsgrad), bei Substanzen mit einem pH-Wert von 7 bis 0 handelt es sich dagegen um saure Verbindungen.

Der Speichel z. B. ist mit einem Wert von 7,1 eine basische Substanz, während es sich beim Magensaft mit einem pH-Wert zwischen 1,6 und 3,2 um eine saure Verbindung handelt.

Diese Beispiele zeigen, dass auch saure Stoffe vom Körper nicht nur toleriert werden können, sondern sogar lebenswichtig sein können.

Säure bildende und basenreiche Nahrungsmittel

Für die Frage nach den passenden Nahrungsmitteln für eine Säure-Basen-Diät ist allerdings weniger der pH-Wert der einzelnen Lebensmittel entscheidend. Sondern es ist wichtig zu wissen, wie stark säurehaltig bzw. Säure bildend oder Basen spendend sie sind. Ausgehend von dem Neutralwert 7 haben Ernährungswissenschaftler deshalb eine Skala entwickelt, die den Grad der jeweiligen Säure- und Basenbildung erfasst: Die mit Plus (+) gekennzeichneten Nahrungsmittel sind basenreich, die mit Minus (−) gekennzeichneten bilden bzw. enthalten Säuren. Je weiter der angegebene Wert ins Plus reicht, desto wertvoller ist das jeweilige Produkt hinsichtlich einer ausgewogenen Säure-Basen-Bilanz. Umgekehrt gilt: Je höher die Minuszahl, desto belastender ist es. Dabei sind die Werte jeweils für 100 Gramm Nahrungsmittel berechnet.

So lesen Sie die Tabelle

Auch die in diesem Buch abgebildete Tabelle richtet sich nach diesen Werten (siehe Seite 38ff.), so dass Sie sofort ermitteln können, welchen Nahrungsmitteln Sie bei der Zusammenstellung einer säurearmen Kost den Vorzug geben. Doch Vorsicht: Bei einer Säure-

Basen-Diät sollte es nicht darauf ankommen, nun ausschließlich Basen spendende Lebensmittel zu verzehren. Gemäß dem Leitsatz, dass der Körper Säuren und Basen in einer harmonischen Zusammensetzung benötigt, damit die einzelnen Stoffwechselprozesse und vor allem die Verdauung reibungslos funktionieren, empfiehlt es sich, darauf zu achten, dass mindestens 10 und maximal 20 Prozent der täglichen Nahrungszufuhr Säure bildend bzw. sauer sein sollten.

Was sind Basen?

Die »natürlichen Feinde« der Säuren sind, wie bereits erwähnt, die Basen. Es handelt sich dabei um chemische Verbindungen, deren Vorhandensein durch Blaufär-

bung von Lackmuspapier nachgewiesen werden kann. Treten Basen in einer wässrigen Lösung auf, nennt man sie Laugen. Es sind vor allem mineralische Stoffe, die stark zur Basenbildung neigen, wie Kalium, Kalzium, Natrium, Magnesium und Eisen. Zu den wichtigsten Laugen zählen die Kali- und die Natronlauge.

Wie wird der Körper mit Basen versorgt?

Basische Substanzen werden bei der Salzsäureproduktion des Magens hergestellt. Sie dienen dazu, den mit Säure angereicherten Nahrungsbrei nach dem Verlassen des Magens wieder basisch zu machen. Da diese Mengen an Basen sehr gering sind, empfiehlt es sich, den Organismus über die

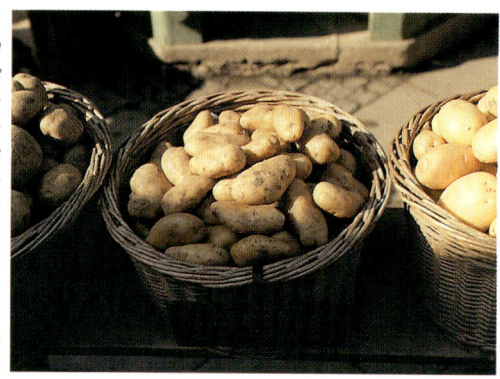

Die Basen spendende Kartoffel eignet sich hervorragend, um einer Übersäuerung langfristig entgegenzuwirken. Außerdem enthält die Knolle wertvolle Nährstoffe.

Ernährung mit Basen zu versorgen, wozu sich vegetarische Kost hervorragend eignet. Gemüse, Obst (abgesehen von den schon erwähnten Ausnahmen) sowie Salate beinhalten wenig oder keine Säure. Sie sind reich an Basen bildenden Mineralstoffen.

Die Kartoffel, der beste Basenlieferant

Ein Basenlieferant von außerordentlich großer Bedeutung ist die Kartoffel, da sie nicht nur reich an Vitamin C ist, sondern auch relativ große Mengen an Kalium und Kalzium enthält. Damit die Kartoffel ihre gesundheitsfördernde Wirkung entfalten kann, sollte man sie ohne Druck dämpfen und möglichst erst nach dem Kochen schälen. Als basenreiche Lebensmittel empfehlen sich ferner Zwiebeln und Knoblauch, Sojabohnenprodukte, frische Milch, Pilze und Kräuter wie beispielsweise Petersilie, Schnittlauch, Oregano und Rosmarin.

Das Säure-Basen-Gleichgewicht

Wir erwähnten es bereits: Wie z. B. der Verdauungsvorgang zeigt, kann das Ziel einer gesundheitsbewussten Ernährung nicht sein, auf säurehaltige Nahrungsmittel gänzlich zu verzichten. Zwar sollten die Körperflüssigkeiten möglichst wenig Säure enthalten, doch ist eine gewisse Menge an Säuren notwendig, damit die einzelnen Stoffwechselvorgänge reibungslos funktionieren und unser Organismus ausreichend mit Energie versorgt wird. Den Basen kommt hierbei eine wichtige Aufgabe zu: Sie tragen wesentlich zu einem harmonischen Ablauf dieser biochemischen Vorgänge bei.

Die Bedeutung eines ausgewogenen Säure-Basen-Verhältnisses kann kaum überschätzt werden, da die Störung des Gleichgewichts in jedem Fall eine Attacke auf unser körperliches und seelisches Wohlbefinden bedeutet und das Risiko organischer Erkrankungen stark erhöht.

pH-Wert-Bestimmung

Wer den Verdacht hat, dass sein Säure-Basen-Gleichgewicht gestört ist, etwa weil er unter Sodbrennen, Hautekzemen, Haarausfall oder an einer anderen chronischen Erkrankung leidet, die auf eine Übersäuerung schließen lässt, der sollte zunächst seine Körpersäfte überprüfen. Die Bestimmung des pH-Werts von Blut und Urin wird Aufschluss darüber geben, ob Sie eventuell eine Säure-Basen-Diät durchführen sollten. Den Urintest können Sie selbst durchführen (siehe Seite 20f.).

So wirken Säuren und Basen im Körper

Eine zentrale Rolle bei der Versorgung unseres Organismus mit Nährstoffen spielt das Blut – es fungiert als eine Art »Spediteur«, der Nährstoffe auch in die entlegensten Regionen des Körpers transportiert. Auf diese Weise werden sämtliche Zellen und Organe mit Fetten, Kohlenhydraten, Eiweißen (Proteine), Sauerstoff, Vitaminen, Mineralstoffen sowie Spurenelementen versorgt. Doch transportiert das Blut auch schädliche Substanzen wie Säuren, Gifte und Schadstoffe verschiedenster Art, und zwar aus den Körperzellen in die Leber, das wichtigste Regulationsorgan für den Eiweiß- und Zuckerstoffwechsel. Nachdem die schädlichen Substanzen von der Leber bearbeitet worden sind, greifen Nieren und Darm in die »Müllbeseitigung« ein: Sie sind in erster Linie für die Ausscheidung von Schadstoffen verantwortlich.

Säuren und Basen im Kochsalzkreislauf

Der menschliche Körper enthält etwa 120 Gramm Kochsalz (Natriumchlorid). Ungefähr zwei Drittel des gesamten Mineralbestands im Blut werden über das Kochsalz beigesteuert. Damit unser Organismus ausreichend mit der aus den Mineralien Natrium und Chlor bestehenden Verbindung versorgt wird, sollten wir täglich etwa zwei bis drei Gramm Kochsalz zu uns nehmen. Teile des aus dem Blut stammenden Kochsalzes bilden einen Kreislauf, der auf das Säure-Basen-Gleichgewicht Einfluss nimmt: Nachdem das im Magen befindliche Kochsalz in seine Bestandteile zerlegt wurde, verbindet sich das frei gewordene Chlor mit Wasserstoff zu Salzsäure bzw. zu Magensäure, die für den Verdauungsprozess nötig ist.

Das Natrium vereinigt sich hingegen mit Kohlen-, Wasser- und Sauerstoff und bildet so eine Verbindung, die als Natriumbikarbonat bezeichnet wird. Dabei handelt es sich um eine Base. Parallel zur Herstellung von Salzsäure im Magen erfolgt somit die Produktion einer basischen Substanz, die in der Bauchspeicheldrüse (Pankreas) erfolgt. Anschließend leitet die Bauchspeicheldrüse das Natriumbikarbonat in den Darm weiter, wodurch der mit Säure angereicherte Inhalt des Magens in ein basisches Milieu gerät. In dieser basenreichen »Umgebung« kann die Salzsäure in Kochsalz umgewandelt werden, das dann über den Darmweg ausgeschieden wird.

Säuren und Basen im Eiweißstoffwechsel

Das Eiweiß (Protein) erfüllt gleich zwei lebensnotwendige Funktionen: Zum einen sorgt es für ein normales Wachstum, indem es die Zellen »repariert« und ihre Erneuerung gewährleistet. Zum anderen transportieren Proteine u.a. die im Blut enthaltenen Hormone. Sie tragen überdies zur Produktion von Enzymen bei, die sowohl für den Ablauf bestimmter chemischer Prozesse (etwa bei der Verdauung) erforderlich sind als auch zur Herstellung der roten Blutkörperchen.

Für ein gesundes Säure-Basen-Gleichgewicht sind vor allem die Plasmaproteine von Bedeutung. Denn sie wirken einer Übersäuerung von Blut und Gewebe entgegen, indem sie elektrisch geladene Wasserstoffatome im Organismus binden. Das Endergebnis des Eiweißstoffwechsels ist der so genannte Harnstoff, der mit dem Urin ausgeschieden wird. Wie für die Säuren, so gilt auch für den Harnstoff: Allzu viel ist ungesund! Bei erhöhten Harnstoffwerten besteht u.a. die Gefahr, dass die Nieren nicht mehr ordnungsgemäß arbeiten, wodurch unter Umständen schwere, irreparable Nierenschäden, sogar bis hin zum Nierenversagen, auftreten können.

Welcher Harnstoffwert ist normal?

• Bei Frauen und Männern sollte der Harnstoff im Urin den Wert von 23 Milligramm pro Deziliter nicht übersteigen.

• Die Harnsäure sollte bei Frauen höchstens 5,7 Milligramm pro Deziliter, bei Männern höchstens 7 Milligramm betragen (ausgehend von Morgenurin).

Welcher pH-Wert in Urin und Blut ist normal?

• Der pH-Wert des Urins ist abhängig von der Tageszeit und der Art der Nahrungsaufnahme. Als normal gilt ein Wert zwischen 4,8 und 7,9.

• Ein gesunder pH-Wert im Blut liegt zwischen 7,37 und 7,43 (im Speichel: 6,9 bis 7,4; im Magen: 1,2 bis 3,0).

• Beträgt der pH-Wert im Blut weniger als 7,37, dann lässt sich bereits von einer Übersäuerung (Azidose) sprechen.

• Bei einem pH-Wert im Blut von mehr als 7,43 spricht man von einem Basenüberschuss (Alkalose) – in der Praxis kommt ein Basenüberschuss allerdings selbst bei extrem einseitiger basischer Kost fast nie vor.

• Sinkt der pH-Wert im Blut unter 7,0, dann fällt der Betroffene ins Koma – es besteht akute Lebensgefahr!

Viele natürliche Arzneien oder Homöopathika sind echte Alternativen zu synthetischen Medikamenten. Sie helfen zuverlässig und haben weniger Nebenwirkungen.

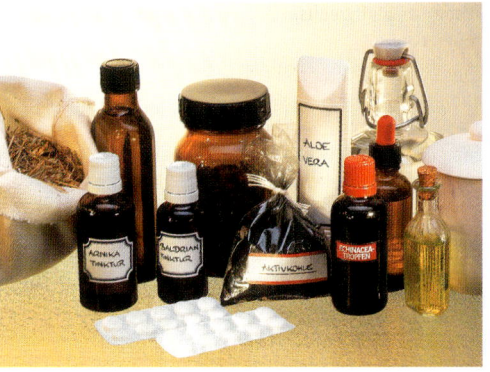

Hauptursachen der Übersäuerung

Neben falschen und ungesunden Lebens- und Essgewohnheiten sind vor allem Genussmittel wie schwarzer Tee, Kaffee, Alkohol und Nikotin, Umweltgifte wie Abgase, Dünge- oder Spritzmittel sowie Stress und negative Gefühle (Zorn, Hektik, Angst usw.) für eine Übersäuerung verantwortlich. Sehr negativ kann sich auch Elektrosmog auf die Säure-Basen-Balance auswirken. Diese z.B. von Hochspannungsleitungen, TV-Geräten, Radios, Handys, Halogenlampen und Mikrowellengeräten ausgehende Belastung kann zu massiver Übersäuerung führen. Auch die Art der Kochstelle hat Einfluss auf die Säurebilanz im Körper. Die im Hinblick auf eine mögliche Übersäuerung gesündeste Art des Kochens ist die mit Holzfeuer, gefolgt von der mit Gas- und Elektroherd. Am wenigsten empfehlenswert ist sicherlich ein Mikrowellengerät.

Medikamente greifen ins Säure-Basen-Gleichgewicht ein

Da sämtliche chemischen Medikamente mehr oder weniger stark in den Stoffwechsel eingreifen und dadurch eine Übersäuerung fördern, ist der Einsatz homöopathischer Heilmittel – sofern auf synthetische Arzneien verzichtet werden kann – unbedingt angeraten. Nicht vergessen werden darf auch der Mangel an körperlicher Bewegung. Er gehört zu den wesentlichen, eine Übersäuerung begünstigenden Faktoren.

Wenn der Stoffwechsel sauer wird

Die Liste der Krankheiten, die mit einer Übersäuerung des Stoffwechsels in engem Zusammenhang stehen, ist recht lang. Auch befinden sich lebensgefährliche Erkrankungen darunter: Allergien, Arthritis und Arthrose, Bindegewebsschäden, Gicht, Herz- und Kreislauferkrankungen, Karies, Knochenschwund, Magenschleimhautentzündungen, Magen- oder Darmgeschwüre, Steinbildung, Erkrankungen der Venen sowie Pilzinfektionen. Dass der Stoffwechsel sauer reagiert, erkennt man an folgenden Symptomen:

• Zu hoher Blutdruck
• Erhöhter Puls
• Muskelanspannungen
• Erhöhte Körpertemperatur
• Rasches Müdewerden
• Schlafstörungen
• Abgespanntheit
• Unwohlsein

Wird unser Stoffwechsel jedoch eher basisch bestimmt, zeigen sich folgende Kennzeichen:

• Niedriger Blutdruck
• Ruhiger Pulsschlag
• Entspannte Muskulatur
• Niedrige Körpertemperatur
• Ruhiger und tiefer Schlaf
• Leistungsfähigkeit
• Körperliches und seelisches Wohlbefinden

Welche Arten von Übersäuerung gibt es?

Latente Azidose

Hinter diesem medizinischen Fachausdruck verbirgt sich ein Stadium der Übersäuerung, das in unserer heutigen Zeit überaus weit verbreitet ist. Die latente Azidose ist deshalb als heimtückisch zu bezeichnen, weil sie sich (noch) nicht im pH-Wert des Bluts niederschlägt. Und: Wer an dieser Form der Übersäuerung leidet, fühlt sich in der Regel (noch) relativ gesund und vital.

Akute Azidose

Das Übersäuerungsstadium der akuten Azidose wird von den Medizinern auch als Exkretions- bzw. Ausscheidungsphase bezeichnet. Sie tritt auf, wenn man an einer akuten Infektion erkrankt ist. Denn dann bemühen sich die Ausscheidungsorgane Nieren, Darm und Atemwege verstärkt und mit vereinten Kräften darum, mittels Fieber, vermehrter Schleimbildung und Ausscheidungsprozessen, wie z. B. Durchfall, Erbrechen oder Harnflut, die giftigen (toxischen) Stoffe so schnell wie möglich wieder loszuwerden. Bei diesen Toxinen handelt es sich in erster Linie um säurereiche Substanzen.

Chronische Azidose

Diese Form der Säurevergiftung findet sich etwa bei chronisch rheumakranken Menschen. Wer sich in diesem Azidosestadium befindet, muss mit schweren Erkrankungen rechnen, die bereits von der vorangegangenen Latenzphase vorbereitet wurden. Oft genügt schon ein geringer Anlass, und das »Säurefass« läuft schließlich über.

Lokale Azidose

Heute weiß man, dass viele Organerkrankungen, die man bislang der Arterienverkalkung (Arteriosklerose) zugeschrieben hatte, tatsächlich auf gravierende Übersäuerungen im Gewebe zurückzuführen sind. Von lokalen Azidosen bzw. örtlichen Gewebeazidosen betroffen werden können vor allem das Gehirn (Schlaganfall), das Herz (Herzinfarkt) und die Beine (Absterben von Gewebeteilen).

Der Säuretod

Wenn der Organismus bereits alle Register ziehen muss, um der Übersäuerung Herr zu werden, es aber dennoch zu einem weiteren, ununterbrochenen Anstieg der Säurekonzentration kommt, dann gibt es für den Betroffenen keine Hilfe mehr – er stirbt an den Folgen der Säurevergiftung.

Der Körper als Säuredepot

Da bei einer ständigen Säurezufuhr die Nieren ihrer Aufgabe, für die Ausscheidung von sauren Substanzen zu sorgen, nicht mehr ausreichend nachkommen können, hilft sich der Körper auf andere Weise: Er lagert die Säuren zwischen.

Bindegewebe – das wichtigste Säuredepot

Das wichtigste Säuredepot des menschlichen Organismus ist das Bindegewebe, das sich zwischen den Zellen befindet. Diese Deponierung wirkt sich jedoch – auf Dauer gesehen – negativ auf die Zellen aus, denn die Säurezwischenlagerung unterbindet den Nährstoffaustausch zwischen den Zellen und dem Blut, was schließlich zu Zellschädigungen führt. Zu einer latenten Azidose kommt es dann, wenn aus dem Zwischenlager Bindegewebe ein Endlager wird. In diesem Fall kann der Organismus die Säuren mit Hilfe seiner Basen nicht mehr neutralisieren – Mediziner sprechen auch von abpuffern –, so dass die Säuren im Bindegewebe und auch in der Leber verbleiben. Da der Körper nun weiterhin Säure produziert, sie aber nicht mehr abbauen kann, kommt es zu einer regelrechten Säurevergiftung: Die Latenzphase der Übersäuerung, in der noch die wenigen im Blut befindlichen Basen als Puffer oder Neutralisatoren dienen können, ist nun überschritten, oder mit anderen Worten: Die latente Azidose hat sich in eine manifeste Azidose gewandelt.

Unterstützung der Funktionen von Nieren und Bindegewebe

Um einer Übersäuerung entgegenzuwirken, sollten Sie sowohl die Nieren als auch das Bindegewebe so weit wie möglich in ihrem Kampf gegen die Säuren unterstützen.

• Sie können die Leistungsfähigkeit Ihrer Nieren dadurch erhöhen, dass Sie sehr viel trinken – etwa zwei bis drei Liter pro Tag. Empfehlenswert sind dabei Kräutertees, da sie sich bestens zur Ausschwemmung von Schadstoffen eignen.

• Entlasten Sie Ihr Bindegewebe, indem Sie basenreiche Nahrungsmittel (z. B. Basen produzierende Mineralstoffgetränke) zu sich nehmen.

• Betätigen Sie sich körperlich – und zwar möglichst schweißtreibend, da dies den Stoffwechsel und die Verdauung fördert. Wer untrainiert ist, sollte es jedoch langsam angehen lassen, um seinen Kreislauf nicht über Gebühr zu belasten.

Wenn die Balance nicht mehr stimmt

Alarmsignal Sodbrennen

Wer wurde nicht schon davon geplagt: Es stößt einem sauer auf, in Speiseröhre und Magen macht sich ein brennendes Gefühl bemerkbar. Die Rede ist vom Sodbrennen. Das für dieses Leiden charakteristische Brenngefühl im Magen kommt vorwiegend bei Magenkatarrhen und -geschwüren vor, es kann jedoch auch unabhängig davon auftreten, beispielsweise nach dem Genuss sehr süßer oder fettreicher Speisen. In den meisten Fällen liegt dem Sodbrennen eine Übersäuerung zugrunde, die man auf jeden Fall beachten sollte, da sich hinter dem unangenehmen Aufsteigen der Magensäure in der Speiseröhre eine ernst zu nehmende Erkrankung verbergen kann. Aus diesem Grund sollten Menschen, die von chronischem Sodbrennen geplagt werden, unbedingt ihren Arzt aufsuchen. Denn Vorsicht: Die Schleimhaut der Speiseröhre ist weitaus empfindlicher als die des Magens. Sie kann durch den Säureangriff leicht Schaden nehmen – zum Teil sogar so stark, dass ihre Funktionen dauerhaft beeinträchtigt sind!

Was Sie gegen Sodbrennen tun können

Um Sodbrennen zu vermeiden, sollten Sie bei folgenden Nahrungs- und Genussmitteln besondere Vorsicht walten lassen:

- Tabakwaren
- Alkoholische Getränke
- Sehr süße Getränke
- Kaffee
- Schwarzer Tee
- Sehr süße oder fette Speisen

Wenn der Magen zu wenig Platz hat

Sodbrennen kann auch als Folgeerscheinung einer Schwangerschaft oder von Übergewicht auftreten. In beiden Fällen bietet der Bauchraum dem Magen zu wenig Platz, wodurch ein Druck auf den Magen entsteht, der die Magensäure nach oben treibt.

Säuren schwächen das Immunsystem

Eine Übersäuerung des Körpers wirkt sich nicht zuletzt negativ auf das Abwehrsystem unseres Organismus aus. Denn ein Zuviel an Säure schwächt den gesamten Körper, insbesondere jedoch die Haut sowie die Mund- und Nasenschleimhaut, wodurch es Bakterien, Viren oder Pilzen leichter gemacht wird, in unseren Organismus einzudringen, um dort Schaden anzurichten. Die Folge davon sind indirekt von Säuren hervorgerufene Erkrankungen wie Erkältungen oder grippale Infekte und/oder Entzündungen an Organen, die von der »Säureflut« besonders in Mitleidenschaft gezogen werden, also das Bindegewebe, die Haut und der Verdauungstrakt.

Zellulite als Folge einer Übersäuerung

Was eigentlich gar nicht so schlimm klingt, ist tatsächlich ein Schreckgespenst, in erster Linie für Frauen: die Orangenhaut oder – wie es medizinisch korrekt heißt – Zellulite. Diese Stoffwechselerkrankung, die ästhetisch nicht gerade ansprechende Mulden, etwa an Bauch, Po und Oberschenkeln, hervorruft, wird durch ein Zusammenwirken von Übersäuerung des Bindegewebes, Übergewicht und einem Hormondefekt verursacht. Und wo ein Zuviel an Säuren im Spiel ist, helfen auch keine Salben oder sonstigen Mittelchen. Erforderlich ist vielmehr eine Schlankheitskur, durch die überflüssige Pfunde »abgespeckt« werden und eine umfassende Entsäuerung eingeleitet wird. Sobald das Bindegewebe als Säuredepot entschlackt ist und die Nieren dank der Entsäuerungstherapie wieder reibungslos arbeiten können, normalisiert sich in der Regel auch unser Hormonhaushalt wieder, was sich dadurch erklärt, dass die hormonerzeugenden Nebennierenrinden von den Nieren und ihrer Durchblutung abhängt.

»Saures Blut«

Die Aufgaben der Blutkörperchen

Unser Blut besteht aus Blutflüssigkeit (Plasma) und den darin aufgeschwemmten Blutkörperchen. Im Vergleich zur Anzahl der roten Blutkörperchen (Erythrozyten) bei einem gesunden Menschen – pro Kubikmillimeter 4,5 bis 5,9 Millionen – nimmt sich die Zahl der weißen Blutkörperchen (Leukozyten) recht gering aus: nämlich 4800 bis 9000 Leukozyten pro Kubikmillimeter. Während die Leukozyten unsere »Verteidigungstruppe« im ständigen Kampf gegen Krankheitserreger darstellen, fungieren die roten Blutkörperchen als Sauerstofftransporteure.

Wenn Säuren die Durchblutung stören

Bei einer chronischen Übersäuerung werden auch die roten Blutkörperchen in Mitleidenschaft gezogen: Sie werden starr und unbeweglich. Die Konsequenz daraus ist, dass die Erythrozyten nicht mehr durch die überaus dünnen und feinen Haargefäße hindurchgleiten können, sondern diese verstopfen. Ein derartiger Zustand wiederum führt – bei den kleineren Gefäßen sämtlicher Organe – zu einer mangeln-

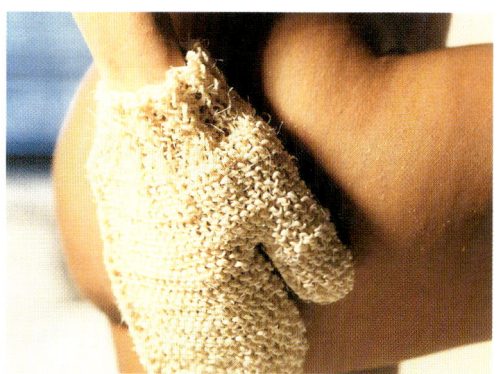

Regelmäßige Massagen mit einem Luffahandschuh oder einer entsprechenden Bürste fördern die Durchblutung und unterstützen so den Kampf gegen die Zellulite.

den Durchblutung der näheren Gewebeumgebung. Sind jedoch auch die Herzkranzgefäße von der Durchblutungsstörung betroffen, dann wird der Herzmuskel nicht mehr genügend mit sauerstoffangereichertem Blut beliefert. Wer gegen mangelnde Durchblutung keine Maßnahmen ergreift, wird früher oder später sogar mit einem Herzinfarkt rechnen müssen. Ist unser Blut massiv übersäuert, dann kann es auch zu einem durch Blutpfropfen (Thromben) ausgelösten Schlaganfall kommen.

Säuren vermindern das Knochengrundgewebe

Um richtig zu verstehen, warum eine Übersäuerung sich negativ auf das Knochengrundgewebe auswirken kann, muss man wissen, dass dem Mineralstoff Kalzium sowohl für den Knochenbau als auch für die Neutralisierung von Säuren eine wichtige Bedeutung zukommt. So befindet sich das größte Kalziumdepot in unserem Knochensystem: 99 Prozent sämtlicher Kalziumreserven sind hier »gelagert«. Benötigt der Körper größere Mengen Kalzium, um damit Säuren neutralisieren zu können, wird er sich aus ebendiesem Depot bedienen, indem er den Mineralstoff aus dem Knochengerüst herauslöst.

Zunächst macht sich dies kaum bemerkbar, doch überschreiten wir das 40. Lebensjahr – von diesem Zeitpunkt an nimmt der Knochenaufbau, als Folge des natürlichen Alterungsprozesses, immer mehr ab –, kann es zu ernsthaften Gesundheitsproblemen kommen, zumal diese Kalziumverluste durch Entnahme nicht automatisch wieder ersetzt werden. Daraus ergibt sich, dass mit jeder »Säureattacke« auf unseren Körper kleine Teile der festen Knochensubstanz vernichtet werden. Die vor allem von älteren Menschen gefürchtete Osteoporose, d.h. die Verminderung des Knochengrundgewebes, ist also in vielen Fällen auf eine gravierende Übersäuerung zurückzuführen.

Können Säuren Krebs verursachen?

Der grundlegende Unterschied zwischen einer gesunden Zelle und einer Krebszelle besteht darin, dass letztere sich in einer sauren Umgebung nicht entwickeln kann – denn ihr Stoffwechsel hängt von Gärungsprozessen ab, die Säuren abträglich sind. Von einem gewissen Säuregehalt des Bluts an wird es so dem Krebsgeschwür (Karzinom) unmöglich, den dafür lebensnotwendigen Zucker zu verarbeiten. Mittlerweile konnten die Forscher den Beweis dafür liefern, dass an chronischer Blutübersäuerung leidende Menschen – beispielsweise schwere Diabetiker, die nicht in medizinischer Behandlung stehen – weniger häufig an einem Karzinom erkranken, als es bei anderen Menschen der Fall ist. Zeigen sich hier also Säuren als krebsfeindliche Substanzen, so weisen sie bedauerlicherweise auch eine Seite auf, die die Entstehung von Krebs fördert: Sie tragen nämlich indirekt zur Bildung von Krebsgiften bei.

Säuren fördern die Bildung von Nitrosaminen

Der Wissenschaft sind heute etwa 300 unterschiedliche Nitrosamine, d.h. organische Verbindungen, in denen Nitrat vorkommt, bekannt. Da Nitrat aus dem Salz der Salpetersäure gebildet wird, kommt eine Übersäuerung der Entstehung von Nitrosaminen entgegen, was umso schlimmer ist, als diese chemischen Verbindungen als die gefährlichsten Krebserzeuger überhaupt anzusehen sind. So ließ sich durch Experimente beweisen, dass 270 der 300 nachgewiesenen Nitrosaminetypen ein Karzinom hervorrufen können. Man sollte also unbedingt darauf achten, so wenig nitratbelastete

Nahrung wie möglich aufzunehmen. Deshalb empfiehlt es sich, aus Treibhäusern stammendes oder durch chemische Mittel belastetes Obst und Gemüse (vor allem Spinat) besser nicht zu kaufen.

Meiden von nitratreichen Lebensmitteln

Zu den besonders nitratreichen Lebensmitteln gehören auch Wurstwaren sowie eingepökeltes Fleisch. Ebenso ist es ratsam, sich einmal zu erkundigen, woher denn eigentlich das Trinkwasser herkommt, das Sie beziehen. Denn aufgrund der Bodenbelastung durch chemische Stoffe ist in einigen Gegenden Deutschlands das Trinkwasser relativ hoch nitratbelastet.

Wenn Basen die Oberhand gewinnen

Um die Entstehung eines Basenüberschusses (Alkalose) zu verstehen, ist es notwendig, kurz auf den Verdauungsvorgang einzugehen. Nach dem Kauen und Einspeicheln wird die Nahrung über die Speiseröhre in den Magen befördert, wo der Speisebrei mit Hilfe des säurehaltigen Magensafts für den Körper verarbeitungsfähig gemacht wird. Hat der Nahrungsbrei den Magen verlassen, werden ihm von der Bauchspeicheldrüse Galle und basische (alkalische) Flüssigkeit beigemengt. Anschließend ist es Aufgabe des Dünndarms, den basisch angereicherten Speisebrei über die Darmschleimhaut in das Blut zu befördern; ausgenommen von diesem Transport sind die unverdaulichen Substanzen, die über den Darm ausgeschieden werden.

Ohne Basenfluten keine Entschlackung

Ein alkalischer Überschuss im Gewebe herrscht nun so lange vor, wie sich Salzsäure nach der Mahlzeit im Magen befindet. Da die durchschnittliche Verdauungszeit ungefähr vier Stunden beträgt, dauert diese natürliche Form des übermäßigen Basenvorkommens ebenso lange an. Diese durch die Nahrungsaufnahme bedingten Basenüberschüsse – die Medizin bezeichnet sie auch als Basenfluten – sind für unsere Gesundheit von größter Bedeutung. Denn ohne Basenfluten würde die Entschlackung des Gewebes von sauren Substanzen extrem langsam vonstatten gehen, so dass die aus dem nachfolgenden Nahrungsschub stammenden Schlacken zu einem Zeitpunkt eintreffen würden, an dem noch nicht einmal die »Altlasten« verarbeitet worden wären. Und dies hätte auf Dauer gesundheitsschädigende Folgen.

Kontrollieren Sie Ihre Säurewerte selbst

Wenn Sie sichergehen möchten, dass Ihr Säure-Basen-Haushalt auch wirklich in Ordnung ist, dann sollten Sie einen Säure-Basen-Check machen – was, dies sei vorweggenommen, ganz einfach ist.

Wie hoch ist der Säuregehalt des Urins?

Ein Säure-Basen-Test kann problemlos auch zu Hause vorgenommen werden, doch sollte man sich darüber im Klaren sein, dass dieser Test lediglich Auskunft gibt über den Säureanteil des Urins. Um den Test durchzuführen, besorgen Sie sich in der Apotheke einen Streifen Lackmus- oder Indikatorpapier. Lackmus, ein natürlicher Farbstoff, der aus Flechten hergestellt wird, wird schon seit langem als einfacher Indikator für Basen und Säuren verwendet – genauere Werte liefert jedoch das spezielle Indikatorpapier. Den Teststreifen halten Sie in den mittleren Urinstrahl, da der Urin des Mittelstrahls genauere Messdaten liefert. Den Indikatortest sollten Sie fünfmal pro Tag vornehmen, wobei Sie die jeweiligen Werte am besten gleich notieren. Das Indikatorpapier zeigt entsprechend dem Säuregehalt eine unterschiedliche Verfärbung. Da dem Papierstreifen eine Farbskala mit einer Grafik des Säure- und Basenbereichs beigefügt ist, der man die jeweiligen Werte entnehmen kann, ist die Ermittlung der Werte leicht zu bewerkstelligen. An den Tagen, an denen Sie den Säure-Basen-Test durchführen, sollten Sie auf den Verzehr von basenreichen Mineralstoffen, etwa in Tablettenform, verzichten, um so eine Verfälschung des Testresultats zu vermeiden.

Der professionell durchgeführte Urincheck

Sollten Sie den von Ihnen mit Hilfe des Lackmuspapiers gewonnenen Ergebnissen nicht recht trauen, empfiehlt es sich, Proben des Urins in einem Behältnis zu sammeln und von einem professionellen Labor auf den Säure- und Basengehalt hin untersuchen zu lassen. Diese Vorgehensweise hat den Vorteil, dass hierbei nicht ausschließlich der Säureanteil festgestellt wird, sondern darüber hinaus ermittelt werden kann, auf welche Weise der Organismus Säuren »entschärfen« kann. Hat der Indikatortest erhöhte Säurewerte im Urin ergeben, ist es in jedem Fall ratsam, zusätzlich vom Hausarzt einen Bluttest durchführen zu lassen.

Der richtige Zeitpunkt für den Urintest

Damit Sie beim Urincheck auch wirklich zuverlässige Daten erhalten, sollten Sie darauf achten, dass Sie den Säuregehalt zu ganz bestimmten Zeiten testen. Der pH-Wert kann sich – je nach Tageszeit – zwischen 5 und 8 bewegen. Folgende Zeiten empfehlen sich für den Urintest:

• Vor dem Frühstück: Erschrecken Sie nicht, wenn der Urin sauer sein sollte. Das ist ganz normal, da mit dem Morgenurin säurereiche Schlacken ausgeschwemmt werden.

• Etwa ein bis zwei Stunden nach dem Frühstück: Jetzt sollte der Wert im basischen Bereich angesiedelt sein, da das Frühstück eine Basenflut verursacht.

• Vor dem Mittagessen: Der Urin ist nun im Normalfall wieder sauer, da die Frühstücksbasenflut abgeebbt ist.

• Ein bis zwei Stunden nach dem Mittagessen: Zu diesem Zeitpunkt klettert der pH-Wert auf seinen höchsten Stand. Zwar verursacht das Mittagessen eine weitere Basenflut, doch laufen bei der Leber zu dieser Tageszeit die Stoffwechselaktivitäten auf Hochtouren.

• Vor der Abendmahlzeit: Nun ist die zweite Basenflut abgeebbt; in den häufigsten Fällen ist der pH-Wert des Urins ein wenig sauer. Wer über ausreichende Basendepots verfügt, bei dem kann der Wert auch neutral sein.

Diese fünf Urinmessungen pro Tag ermöglichen es Ihnen, die Stoffwechselprozesse in Ihrem Organismus ungefähr beurteilen zu können. Achten Sie aber darauf, das Testergebnis nicht durch kleine Zwischenmahlzeiten zu verfälschen!

Gesunde Entsäuerung

Die positive Rolle der Vitamine und Mineralstoffe

Ohne eine ausgewogene, d.h. gesundheitsfördernde Ernährungsweise ist auf Dauer gesehen kein Säure-Basen-Gleichgewicht zu halten. Dabei ist es wichtig, sowohl ausreichend Kohlenhydrate und Eiweiß als auch Vitamine, Mineralstoffe und Spurenelemente zu sich zu nehmen.

Warum Vitamine so wichtig sind

Unser Stoffwechsel reguliert die unzähligen chemischen Prozesse, die für den Zellenauf- und -abbau notwendig sind. Er ist also zuständig für das Wachstum und das Altern des Körpers.

Darüber hinaus ist der Stoffwechsel verantwortlich dafür, dass die einzelnen Organe reibungslos arbeiten. Um alle diese Funktionen erfüllen zu können, benötigt der Stoffwechsel eine Menge Energie, und diese liefern ihm neben Spurenelementen und Mineralstoffen insbesondere die Vitamine. Erst nachdem ein Vitamin einen energiegeladenen Nah-

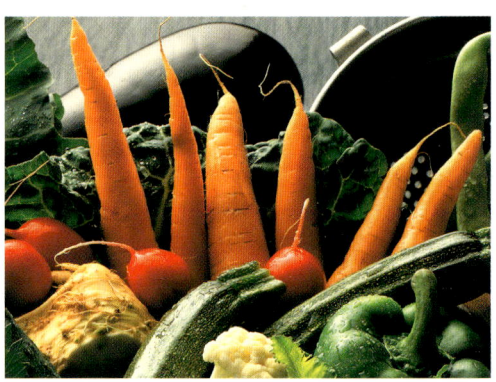

Frisches Gemüse hält den Säure-Basen-Haushalt im Gleichgewicht und bietet vielzählige Variationsmöglichkeiten für eine gesunde Ernährung.

rungsmittelbaustein sozusagen Huckepack genommen hat, ist dieser in der Lage, seine Kraft voll zu entfalten und in den Dienst des Stoffwechsels zu stellen. Damit dieser Vorgang auch schnell vonstatten geht, haben Vitamine »freie Bahn«: Sie werden wesentlich schneller vom Verdauungstrakt in das Blut befördert, als dies bei zahlreichen anderen Nährstoffen der Fall ist.

Die wichtigsten Vitamine auf einen Blick

Die Wissenschaft geht mittlerweile davon aus, dass es weit mehr als die bisher bekannten 13 Vitamine gibt – schon allein die Vitamin-B-Gruppe gliedert sich in zwölf unterschiedliche Moleküle. Hier die wichtigsten Vitamine im Überblick.
• **Vitamin A** (Butter, Eigelb, Leber, Margarine, Milchprodukte)
• **Beta-Karotin** (Provitamin A) (Grünkohl, Möhren, Mangos, Spinat, Tomaten)
• **Vitamin-B-Gruppe** (B1, B2, B3, B5, B6) (Hefe, Hülsenfrüchte, Kartoffeln, Milch, Schweinefleisch, Vollkornprodukte)
• **Vitamin B12** (Fisch, mageres Fleisch, Milchprodukte, Muscheln, Algen)
• **Vitamin C** (Hagebutten, Sanddorn, Zitrusfrüchte, sämtliche Obst- und Gemüsearten)
• **Vitamin D** (Avocados, Eigelb, Fisch, Lebertran, Margarine, Milch und Milchprodukte)
• **Vitamin E** (grünes Gemüse, Haferflocken, Nüsse, Pflanzenöle und -margarine)
• **Vitamin K** (Blattgemüse, Kohl, Fisch, Fleisch, alle Vollkornprodukte)

Säuren als Mineralstoffkiller

Eine besondere Bedeutung für unseren Organismus haben auch die Mineralstoffe: Sie sind, neben Kohlenstoff, Stickstoff, Sauerstoff und Wasserstoff, lebensnotwendige Bestandteile unseres Stoffwechsels. Im menschlichen Körper finden sich sieben verschiedene mineralische Substanzen, die in größeren Mengen vorkommen, nämlich Chlor, Kalium, Kalzium, Magnesium, Natrium, Phosphor und Schwefel.

Zu den wichtigsten Aufgaben dieser Mineralstoffe gehört es, die Basissubstanzen für den Knochenbau und die Muskelbildung bereitzustellen. Doch sind sie darüber hinaus auch von überaus großer Bedeutung für die peripheren Nerven und das Zentralnervensystem.

Mineralstoffe sind wichtige Energielieferanten für Herz und Kreislauf, Bausteine von Haaren, Haut, Nägeln und Zähnen. Außerdem sorgen sie für den Transport von

Hormonen, Enzymen, Sauerstoff und Vitaminen. Im Gegensatz zu den fettlöslichen Vitaminen A, D, E und K scheidet der menschliche Körper beinahe alle Mineralstoffe wieder aus – über die Haut (in Form von Schweiß), den Dickdarm (in Form von Stuhl) oder die Nieren (in Form von Urin). Auf die lebensnotwendigen Mineralien haben es nun »Säureattacken« ganz besonders abgesehen: Wissenschaftler konnten mittlerweile nachweisen, dass ein erhöhtes Ausscheiden des Minerals Kalzium aus dem Körper auf eine Übersäuerung bei gleichzeitig hohem Eiweißanteil in der Nahrung zurückzuführen ist.

Mineralstoffe – so wichtig wie das tägliche Brot

Im Folgenden erhalten Sie einen Überblick, welche Mineralstoffe für welches Organ bzw. welchen Bereich im Körper besonders wichtig sind. Dabei wirken manche Mineralstoffe wie Chlor oder Natrium direkt auf den Säure-Basen-Haushalt ein, wohingegen andere »nur« indirekt an der Regulierung beteiligt sind. Letztlich sind alle Mineralstoffe für die Säure-Basen-Balance von großer Bedeutung. Zugleich ist die optimale Verwertung dieser Biostoffe bei chronischer Übersäuerung nicht mehr gewährleistet.

- **Kalzium** ist notwendig für Knochen, Zähne, Blutgerinnung und Muskeltätigkeit.
- **Kalium** wird vor allem für den Flüssigkeitshaushalt, die Nervenimpulse, die Enzyme, den Zellstoffwechsel, die Haut, die Sauerstoffversorgung des Gehirns und das Wachstum benötigt.
- **Chlor** ist wichtig für den Säure-Basen-Haushalt, die Magensäure, zur Entgiftung, für den Hormontransport, die Gelenke und die Sehnen.
- **Phosphor** ist notwendig für den Zellstoffwechsel, die Zellenergie, die Muskeltätigkeit, für Knochen und Zähne, für die Nierenfunktion, die Nervenimpulse und die Gehirnzellen.
- **Magnesium** kommt dem Immunsystem, den Enzymen, den Nerven, der Muskeltätigkeit, dem Hormontransport, der Zellenergie und der Regulierung der Körpertemperatur zugute.
- **Natrium** ist wichtig für das Säure-Basen-Gleichgewicht und für die Verdauung, den Flüssigkeitshaushalt, die Muskeltätigkeit, die Nervenimpulse, das Blut und die Lymphflüssigkeit.
- **Schwefel** ist für das Bindegewebe, die Haut und die Fingernägel, für die Durchblutung, die Nerven, die Zellatmung und für die Bildung der Gallenflüssigkeit unerlässlich.

Spurenelemente – Motoren des Stoffwechsels

Spurenelemente sind, wie der Name bereits andeutet, nur in äußerst geringen Mengen vorhanden. Dennoch sind auch sie für die einzelnen Stoffwechselprozesse und den Nährstofftransport unverzichtbar. Und da einige von ihnen auch am Verdauungsvorgang beteiligt sind, haben sie ebenso einen indirekten oder direkten Einfluss auf das Säure-Basen-Gleichgewicht.

Schädliche Spurenelemente

Es gibt auch Spurenelemente, die nachweislich schädliche Folgen für den menschlichen Organismus haben. Nicht zuletzt infolge der zunehmenden Luft- und Umweltverschmutzung sind wir leider kaum mehr in der Lage, diesen gesundheitsfeindlichen Substanzen dauerhaft aus dem Weg zu gehen. So ruft beispielsweise Blei u.a. dauerhafte Schädigungen an der Leber und den Nieren hervor. Nicht zuletzt deshalb kann diese ungesunde Substanz zu einer chronischen Übersäuerung mit beitragen.

Sonderfall Eisen

Die meisten Menschen sind mit folgenden körperlichen und/oder psychischen Beschwerden bestens vertraut:

Ständige Müdigkeit – ganz so, als wäre man die ganze Nacht nicht zur Ruhe gekommen – Kraftlosigkeit, Ein- und Durchschlafprobleme, ein flaues Gefühl in der Magengegend und/oder mangelnde Libido. Wenn auch noch eine auffallend blasse Haut, kalte Hände und Füße, Verstopfung oder Durchfall und brüchige Haare und Nägel dazukommen, dann kann es sein, dass entweder eine Übersäuerung oder ein Eisenmangel vorliegt. Hat der Urintest keine Hinweise auf eine Störung im Säure-Basen-Haushalt ergeben, ist es ratsam, vom Arzt einen Bluttest mit Verdacht auf Eisenmangel durchführen zu lassen und eventuell eisenhaltige Medikamente einzunehmen, die meistens zuverlässig wirken. Weil sich in der Schwangerschaft der Eisenbedarf stark erhöht, müssen bisweilen auch Schwangere vorübergehend auf ein Eisenpräparat zurückgreifen. Ansonsten empfiehlt es sich, auf die Kombination von Nahrungsmitteln zu achten. Hierbei sollten eisenhaltige Lebensmittel, wie z.B. dunkles Fleisch, vor allem zusammen mit Vitamin-C-haltigen Lebensmitteln verzehrt werden. Eisen dürfte das wichtigste Spurenelement für den Organismus sein; manche Ärzte halten Eisen deshalb für so bedeutsam wie die Mineralstoffe.

Eiweiß, Fett
und Kohlenhydrate

Neben den Energielieferanten Vitamine, Mineralstoffe und Spurenelemente sind auch die Grundnährstoffe Eiweiß, Fett und Kohlenhydrate hervorragende Energieträger. Der biologische Nutzwert pro Gramm beträgt bei Fett 9,4 Kilokalorien, bei den Kohlenhydraten und bei Eiweiß 4,1 Kilokalorien.

Wie viel Eiweiß
braucht der Mensch?

Die Zufuhr von mindestens 20 Gramm Eiweiß täglich ist zur Aufrechterhaltung des Lebens unbedingt notwendig, denn gerade so viel beträgt der unvermeidliche Eiweißverlust des Körpers. Wird dieser nicht ausgeglichen, dann muss der Mensch von seiner eigenen Substanz leben – was letztlich ein Ding der Unmöglichkeit ist. Das Eiweiß ist nämlich Energieträger und Schutzstoff zugleich. Es bildet die Grundlage für das Strukturgerüst der Zellen und ist zudem am Aufbau der Enzyme – d.h. der Wirkstoffe, die chemische Veränderungen in den Organzellen herbeiführen – und der Hormone beteiligt. Die tägliche Eiweißzufuhr sollte pro Kilogramm Körpergewicht etwa ein Gramm betragen, bei einem Körpergewicht von 60 Kilogramm also etwa 55 Gramm Eiweiß. Meist wird zu viel Eiweiß aufgenommen.

Eiweißfasten
gegen Übersäuerung

Eine sinnvolle Maßnahme zur Linderung von Übersäuerung stellt das so genannte Eiweißfasten dar. Diese Kur, bei der man gänzlich auf tierisches Eiweiß verzichtet, sollte wenigstens zehn Tage durchgeführt werden (sie kann aber auch ohne Bedenken bis zu 30 Tage verlängert werden). Keine Sorge: Solange Sie ausreichend Obst und Gemüse verzehren, stellt sich auch kein Hungergefühl ein.

Der angestrebte Antisäureeffekt dieser Kur ergibt sich zum einen aus der Gewissheit, dass bei der Verdauung von Eiweiß in jedem Fall Säure entsteht. Zum anderen wirkt sich gerade tierisches Eiweiß besonders negativ auf das Säure-Basen-Gleichgewicht (und ebenso auf den Verdauungsvorgang) aus, weil bei seiner Verarbeitung mehr Säure produziert wird, als dies bei pflanzlichem Eiweiß geschieht. Dieses Phänomen erklärt sich vor allem auch dadurch, dass pflanzliches Eiweiß nahezu ausschließlich in Verbindung mit basischen Substanzen in Erscheinung tritt.

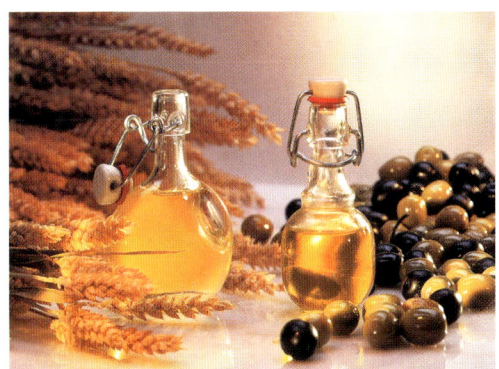

Schon wenige Tropfen eines hochwertigen Pflanzenöls steigern die Gesundheit und Vitalität eines Menschen. Achten Sie daher hier besonders auf Qualität.

Fett ist nicht gleich Fett

Fette haben eine Reihe von wichtigen Funktionen; so sind sie z. B. am Aufbau der Zellwände beteiligt. Auch halten Fette die Organe elastisch und schützen den Körper vor Kälte und Wärme. Ernährungswissenschaftler sind sich heute darüber einig, dass naturbelassene pflanzliche Samen- und Keimöle besonders stoffwechselaktiv sind und dass zwei Fettsäuren, die Linol- und Linolensäure, dabei eine außerordentlich wichtige Rolle spielen. Wurde früher der Wert eines Fettes weitgehend nach seinem Schmelzpunkt beurteilt (Öl ist bereits bei normaler Zimmertemperatur flüssig, Butter wird bei 28 bis 34 °C, Rindertalg bei 42 bis 49 °C flüssig), tendiert man heutzutage dazu, eher den Gehalt an den reaktionsfreudigen, mehrfach ungesättigten Fettsäuren als Maßstab anzusehen.

Gesättigte und ungesättigte Fettsäuren

Grundsätzlich unterscheidet man die verschiedenen Fettsäuren wie folgt:

• Gesättigte Fettsäuren sind zwar besonders kalorienreich und regen den Appetit an, leisten jedoch keinen nennenswerten Beitrag zu unserer Gesundheit. Enthalten sind sie vor allem in tierischen Fetten wie Schmalz und Butter, aber auch in Kokos- und Palmkernfett.

• Einfach ungesättigte Fettsäuren sind für die Regulierung des Herzrhythmus und die Durchblutung zuständig. Überdies haben sie eine cholesterinsenkende Wirkung und sind für die Entwicklung des Körperbaus von Bedeutung. Kaltgepresstes Olivenöl und Rapsöl enthalten hauptsächlich einfach ungesättigte Fettsäuren.

• Neben den einfach ungesättigten Fettsäuren gibt es auch mehrfach ungesättigte Fettsäuren. Sie finden sich bevorzugt in Distel-, Sonnenblumen-, Sesam- und Sojaöl. Sie sind reich an Vitamin E. Ein Mangel an mehrfach ungesättigten Fettsäuren führt zu Fortpflanzungsstörungen, Organveränderungen, Hauterkrankungen und Störungen im Wasserhaushalt.

Kombinieren Sie die Fettsäuren

Für eine gesunde Ernährung ist eine ausgewogene Zusammensetzung aus einfach und mehrfach ungesättigten Fettsäuren empfehlenswert. Dagegen sollten Lebensmittel mit gesättigten Fettsäuren bei der Aufstellung des Speiseplans nur selten berücksichtigt werden.

• Sparsam verwendet und aufgetragen, spricht nichts gegen Butter und Margarine als Brotaufstrich, auch wenn beide primär gesättigte Fettsäuren enthalten. Ungehärtete Margarine weist zudem auch mehrfach ungesättigte Fettsäuren und Vitamine auf.

• Wegen seiner einfach ungesättigten Fettsäuren sollte man zum Kochen und Braten kaltgepresstes Olivenöl verwenden.

• Salatsaucen sollten am besten mit Distel- oder Leinöl zubereitet werden, denn sie enthalten einen beträchtlichen Anteil an mehrfach ungesättigten Fettsäuren wie Linol- und Linolensäure.

Welche Kohlenhydrate sind gesund?

Nicht nur sportlich Aktive sollten sich wegen ihres hohen Energiebedarfs bewusst sein, dass zu den »Nährstoffstars« unter den Lebensmitteln eindeutig die Kohlenhydrate zu rechnen sind. Denn Kohlenhydrate sind der wichtigste Treibstoff für unseren Körper: Da sie im Gegensatz zu Eiweißen und Fetten zur Oxidation nur sehr wenig Sauerstoff benötigen, werden sie von unserem Organismus zur Energiegewinnung immer bevorzugt.

Gesunde Mehrfachzucker

Als gesunde Kohlenhydrate betrachten Ernährungswissenschaftler die so genannten Mehrfachzucker, die in erster Linie in Gemüse, in Getreideerzeugnissen, Hülsenfrüchten und Früchten vorkommen. Interessanterweise schmecken sie nicht süß, dennoch sind sie für unseren Organismus ein hoch energetischer Brennstoff. Im Gegensatz dazu findet sich in Bonbons oder Schokolade ausschließlich raffinierter, d.h. industriell hergestellter Einfachzucker.

Einfachzucker können krank machen

Einfachzucker werden auch als leere Energieträger oder minderwertige Kohlenhydrate bezeichnet: Zwar bewirkt Einfachzucker ein rasch eintretendes Sättigungsgefühl, das aber nur kurz anhält. Die Folge: Schon kurze Zeit später verspürt man erneut ein quälendes Hungergefühl, das uns rasch an die nächste Mahlzeit denken lässt. Der Grund hierfür liegt darin, dass Einfachzucker unseren Organismus mit so gut wie keinen Nährstoffen versorgen, im Gegenteil: Tatsächlich rauben diese minderwertigen Kohlenhydrate dem Körper sogar wertvolle Vitamine, Mineralstoffe und Spurenelemente. Hinzu kommt, dass Einfachzucker Diabetes mellitus fördern und im Verdauungsprozess für eine starke Übersäuerung sorgen.

So wirken Mehrfachzucker im Körper

Mehrfachzucker – Mediziner sprechen hier von Polysacchariden – werden von unserem Organismus vor ihrer Verwertung erst einmal aufgespalten. Gerade weil dieser Vorgang Stunden beansprucht, weisen Mehrfachzucker einen wesentlichen Vorzug auf. Durch die sukzessive Aufspaltung des Mehrfachzuckers in Einfachzucker kann die Bauchspeicheldrüse den Insulinspiegel über den gesamten Verdauungszeitraum verhältnismäßig konstant halten. Und: Das Sättigungsgefühl nach dem Verzehr dieser hochwertigen Kohlenhydrate hält wesentlich länger an. Gemüse, Brot und Nudeln, in denen viel Mehrfachzucker enthalten ist, können – im Gegensatz zu Schokolade und anderen Süßigkeiten – ohne Bedenken gegessen werden, bis man satt ist.

Ballaststoffe sind wichtig

Ballaststoffe sind unverdauliche Nahrungsbestandteile pflanzlicher Herkunft, die während des Verdauungsvorgangs nicht abgebaut werden. Dennoch sind sie unentbehrlich für die optimale Verdauung und die Nährstoffversorgung des Körpers – dies schon allein deshalb, weil sie das Volumen der aufgenommenen Nahrung deutlich vergrößern. Dadurch wird ein lang anhaltendes Sättigungsgefühl erzeugt. Zudem tragen Ballaststoffe zur Stressreduzierung der Verdauung bei und beugen damit einer Übersäuerung vor.

Gegen die Übersäuerung antrinken

Wasser ist Leben

Ohne Wasser kein Leben: Dieser Satz gilt nicht zuletzt für den Menschen, denn immerhin besteht sein Körper zu etwa zwei Dritteln aus Wasser. Der Zusammenhang zwischen Wasser und unserem Säure-Basen-Haushalt besteht darin, dass ein Wasserverlust – hervorgerufen z. B. durch harte, körperliche Arbeit oder sportliche Aktivitäten – einer Übersäuerung entgegenkommt. Denn starkes Schwitzen führt zu einer Salzkonzentration in dem die Körperzellen umspülenden Wasser – die häufig anzutreffende Meinung, mit dem Schweiß würde sehr viel Kochsalz aus dem Körper herausgeschwemmt, ist schlichtweg falsch.

Um den Wasserverlust zu kompensieren, wird den Zellen Wasser entnommen.

Auf das Durstgefühl achten

Es ist sehr wahrscheinlich, dass dieser Vorgang bei einem bereits unter Übersäuerung leidenden Menschen zu einer verstärkten Ansammlung der im Gewebe oder in den Spalten der Gelenke deponierten sauren Substanzen führt. Zu dieser gesundheitsschä-

digenden Wirkung gesellt sich eine Abnahme der Fließfähigkeit unseres Bluts, was eine schlechtere Versorgung des Organismus mit Sauerstoff zur Folge hat. Stellt sich ein Durstgefühl ein, sollte dies wirklich als Signal zur Flüssigkeitsaufnahme begriffen werden. Die Devise muss dann lauten: trinken, trinken und nochmals trinken. Allzu oft wird das Durstgefühl jedoch übergangen. Die Übersäuerungsfolgen können weit reichend sein. Auch ist es natürlich so, dass nicht jedes Getränk dem Säure-Basen-Gleichgewicht zuträglich ist.

Was trinken und wie viel?

Zwei bis drei Liter täglich sollte man seinem Körper schon zuführen, nicht zuletzt deshalb, weil man auf diese Weise auch den Nieren ihre Aufgabe erleichtert, ein Zuviel an Säuren sowie verschiedene Stoffwechselgifte abzuführen. Wichtig bei der Auswahl der Getränke ist, dass man auf möglichst kalorienarme und vor allem alkoholfreie Getränke zurückgreift.

Wasser fördert die Gesundheit

Um eine optimale Versorgung des Körpers mit Flüssigkeit zu gewährleisten, eignet sich in der Regel ganz normales Wasser am besten – entweder Leitungswasser oder Tafel- bzw. Mineralwasser. Wichtig ist, dass Sie ein möglichst natriumarmes Wasser wählen. Zudem sollten Sie Getränke meiden, die reich an (Einfach-)Zucker sind.

Bei Kindern ist es ratsam, vor allem in Bezug auf Colagetränken und ähnliche Softdrinks Vorsicht walten zu lassen, denn abgesehen davon, dass sie sehr kalorienreich sind, enthalten diese Getränke Phosphate, die dem Organismus Kalzium entziehen und zu schwer wiegenden Knochenerkrankungen wie etwa Osteoporose führen können. Zugleich sind sie in hohem Maß übersäuerungsfördernd.

Heilwasser gegen Magensäureüberschuss

Um den Körper zu entsäuern, eignet sich stilles Heilwasser besonders gut, da es viele basenreiche Mineralien enthält. So konnte beispielsweise nachgewiesen werden, dass Wasser mit einem hohen Hydrogenkarbonatanteil sich positiv auf die Pufferung eines Überschusses an Magensäure auswirkt. Hinzu kommt, dass dieses Heilwasser generell die Säureherstellung reguliert, die Aktivität der Bauchspeicheldrüse unterstützt sowie außerdem die Ausscheidung der krank machenden Harnsäure fördert.

Getränke, die bei Übersäuerung schaden

Gefahrenquelle Alkohol

Auch wenn nach einem langen Arbeitstag das kühle Bier in der Kneipe um die Ecke ganz besonders gut schmeckt oder ein Wein zu einem guten Essen dazuzugehören scheint: Tatsache ist, dass Alkohol den Organismus besonders schnell und in hohem Maß übersäuern kann.

Hinzu kommt, dass beim Genuss alkoholischer Getränke stets mehr Flüssigkeit ausgeschieden als aufgenommen wird. Und noch eine weitere, der Gesundheit abträgliche Wirkung ist dem Alkohol anzulasten: Er ist eine wahre Kalorienbombe.

Aufputschmittel Kaffee

In einem Kinderlied heißt es, Kaffee schwächt die Nerven und macht uns blass und krank.

So schlimm mag es vielleicht nicht sein, doch eines steht in jedem Fall fest: Kaffee sorgt, abgesehen von seinen nachgewiesenermaßen tatsächlich schädlichen Wirkungen auf die Nerven, für ein enormes Übermaß an Säuren in unserem Körper. Deshalb sollte Kaffee bei Übersäuerungszuständen nach Möglichkeit gemieden werden.

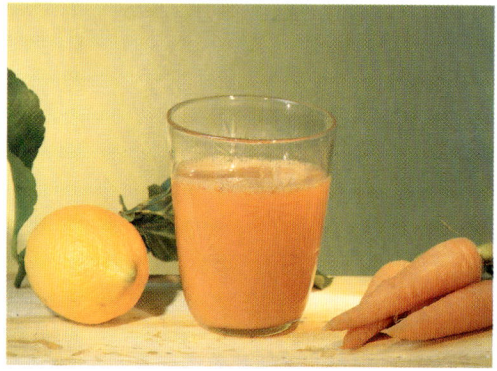

Frisch gepresste Obst- und Gemüsesäfte fördern den Entsäuerungsprozess und eignen sich besonders gut, den täglichen Flüssigkeitsbedarf zu decken.

Obst- und Gemüsesäfte

Auf den angenehmen Geschmack eines Getränks möchten viele verständlicherweise nicht verzichten. Hier steht eine Vielzahl von gesunden Obst- und Gemüsesäften zur Verfügung. Auch für an Übersäuerung Leidende stellt ihr Genuss kein Problem dar. Im Gegenteil: Manche Säfte unterstützen den Entsäuerungsprozess sogar wirkungsvoll. Es empfiehlt sich, die Säfte nicht pur zu trinken, sondern Mineralwasser damit zu versetzen. Folgende Säfte eignen sich besonders gut.

• Möhrensaft: Besorgen Sie sich 4 Möhren (wenn möglich, biologisch angebaute), und entsaften Sie diese. Fügen Sie anschließend dem Saft ein paar Tropfen kaltgepresstes Öl hinzu, da der Organismus ansonsten das in den Möhren enthaltene fettlösliche Vitamin Beta-Karotin weder aufnehmen noch verarbeiten kann.

• Pfirsich-Orangen-Saft: Dieser Saft eignet sich aufgrund der in Pfirsichen vorkommenden basenreichen Mineralstoffe hervorragend für eine Entsäuerung des Körpers. Und so stellen Sie ihn her: Pressen Sie 1 reife, unbehandelte Orange aus. Geben Sie 2 Pfirsiche in den Entsafter. Dann vermengen Sie die beiden Obstsäfte miteinander.

• Grapefruitsaft: Dieses Getränk ist deshalb gesundheitsfördernd, weil Grapefruits sehr reich sind an Vitamin C. Darüber hinaus enthalten sie Pektin, das den schädlichen Anteil an Cholesterin im Blut vermindert.

Heilsame Teesorten

Passionierte Teetrinker wissen es längst: Es gibt zahlreiche Heilpflanzentees, die sich für eine Entsäuerungskur eignen. In erster Linie handelt es sich dabei um Tees, die aus folgenden Pflanzen hergestellt werden: Zinnkraut, Schafgarbe, Brennnessel und Tausendgüldenkraut.

Auch Teemischungen aus Linden-, Brombeer-, Kamillen- und Johannisbeerblüten sind ideal zur Entsäuerung und Entschlackung. Sie führen dem Körper basische Stoffe zu, sind stoffwechselanregend und blutreinigend. Außerdem kurbeln sie die Nierentätigkeit an. Der Genuss von schwarzem Tee sollte jedoch maßvoll geschehen. Trinken Sie ihn eher dünn, und lassen Sie ihn lange ziehen. Dann wirkt er basisch. Ein Zuviel kann zu Verstopfung und Reizungen der Magenschleimhaut führen.

Basenbrühe zur Entsäuerung

Begleitend bei einer Säure-Basen-Diät empfiehlt sich Basenbrühe: Kochen Sie 3 mittelgroße Kartoffeln, 1 Möhre und 1 großes Stück Sellerie etwa 2 Stunden in 1 Liter Wasser.

Entfernen Sie das Gemüse, das nun keine Nährstoffe mehr enthält, und trinken Sie die Gemüsebrühe über den Tag verteilt.

Sport und Fitness im Alltag

Was hat Sport mit Säuren zu tun?

Fest steht, dass sich schädliche »Säurenester« in Gelenken oder in Muskeln bilden können, die nicht ausreichend und regelmäßig in Aktivität versetzt werden. Aus diesem Grund empfiehlt man auch rheumakranken Menschen, sich häufig und intensiv zu bewegen.

Hier einige Tipps, wie Sie ohne allzu großen Aufwand mit Bewegung gegen eine Übersäuerung angehen können.

• Unternehmen Sie möglichst ausgedehnte Wanderungen – ein bisschen in Schweiß geraten sollten Sie dabei schon.

• Gehen Sie regelmäßig schwimmen – auch Ihr Kreislauf wird es Ihnen danken!

• Fahren Sie regelmäßig Rad. Machen Sie auch ausgedehnte Touren.

• Besonders empfehlenswert sind auch Aerobic, Jogging oder Skilanglauf.

Für Gesundheit und Wohlbefinden sorgt ein sanftes, die Ausdauer förderndes Training, das den ganzen Körper einbezieht. Die Devise sollte deshalb lauten: Mäßig, aber regelmäßig. Machen Sie nicht den Fehler, von heute auf morgen alle diesbezüglichen Versäumnisse nachholen zu wollen. Abrupte Muskelanspannungen sind ebenso wenig zu empfehlen wie übermäßige Kraftanstrengungen an Fitnessgeräten.

Bewegung fördert die Säure-Basen-Balance

Weshalb kommt dem Säure-Basen-Haushalt regelmäßige Bewegung zugute? Zwar tragen sportliche Aktivitäten – wie jeder Vorgang, der mit Energie zu tun hat – zur Säurebildung bei. Wer sich jedoch viel bewegt, hat die Gewähr, dass auch zahlreiche bereits vorhandene saure Substanzen ausgeschieden werden. Körperliche Anstrengungen unterstützen auch die Durchblutung, was ebenfalls einen Beitrag zur Säurebeseitigung leistet. Und sie bringen unsere Atmung in Schwung. Das führt zu einem erhöhten Ausstoß von Kohlensäure über die Atemluft. Doch damit nicht genug, denn viel Bewegung wirkt sich auf unseren Organismus auch deshalb positiv aus, weil sie dazu beiträgt, die aus der Nahrung gewonnenen basischen Stoffe gleichmäßig im Körper zu verteilen. Darüber hinaus steuert körperliches Training den Blutzucker, wodurch der Bauchspeicheldrüse die Arbeit erleichtert wird. Sport ist einfach gesund

und sorgt für gute Stimmung. Von einem verbissenen Training sei nochmals dringend abgeraten. Bei körperlicher Überanstrengung ist die Verletzungsgefahr erhöht, das Risiko von Knochenbrüchen steigt, auch kann sie zu Knochenveränderungen wie etwa Arthrose führen.

Auch Treppensteigen ist Sport

Leider verfügt man nicht immer über genügend Zeit, um weite Spaziergänge zu unternehmen oder schwimmen zu gehen. Doch auch im Alltag kann man schon einiges für seine Gesundheit und einen ausgeglichenen Säure-Basen-Haushalt tun: Machen Sie es sich zur festen Angewohnheit, statt des Aufzugs grundsätzlich die Treppe zu benutzen, erledigen Sie Ihre Besorgungen möglichst mit dem Rad statt mit dem Auto, steigen Sie auf dem Weg zur Arbeit eine Station früher aus, und gehen Sie den Rest zügig zu Fuß.

Stretching – ein probates Mittel gegen Übersäuerung

Stretching (sanftes Dehnen) ist eine sehr geeignete Maßnahme, um dem sauer gewordenen Gewebe zu Hilfe zu eilen. Bei den Übungen soll eine angenehme bis erträgliche Spannung erzeugt werden. Auf diese Weise werden

Binde- und Muskelgewebe in Schwung gebracht. Hier ein kleines Übungsprogramm.

• Grätschen Sie zunächst die Beine, und stellen Sie sich aufrecht hin. Nun ziehen Sie abwechselnd die linke und die rechte Schulter jeweils fünf- bis sechsmal nach oben. Verfahren Sie langsam dabei, die Bewegung soll fließend sein.

• Nun heben Sie die Arme über den Kopf. Recken Sie sich so weit wie möglich, der Blick ist gerade nach vorne gerichtet. Diese Spannung ungefähr eine Minute lang halten. Sie sollten Ihre Muskeln dabei deutlich spüren.

• Verändern Sie die Stellung nicht, aber verlagern Sie nun das Körpergewicht auf den rechten Fuß, während Sie den linken Arm möglichst locker oben halten. Wieder sollte es in den Muskeln ziehen.

• Wechseln Sie die Seite. Die Übung mit beiden Armen jeweils fünf- bis sechsmal durchführen.

Training im Büro

Wer bei der Arbeit viel sitzen muss, sollte seine Übungen am besten an Ort und Stelle durchführen. Machen Sie während eines Arbeitstages ruhig drei bis vier kurze Stretchingpausen. Vielleicht lassen sich Ihre Kollegen sogar zum Mitmachen bewegen.

Der (Büro-)Stuhl ist als Trainingsgerät sehr gut geeignet.

• Nehmen Sie auf Ihrem Stuhl Platz, grätschen Sie die Beine, und strecken Sie beide Arme gerade nach vorne.

• Nun atmen Sie tief ein (Bauch rausstrecken). Beim Ausatmen mit gestreckten Armen nach vorne beugen, und zwar so weit wie möglich. Halten Sie diese Spannung etwa 30 Sekunden.

• Für die Nackenmuskulatur: Neigen Sie bei nach vorne gerichtetem Blick den Kopf zu einer Seite. Ziehen Sie den entgegengesetzten Arm sanft nach unten. Die Spannung kurz halten, anschließend die Seite wechseln. Die Übung jeweils fünf- bis sechsmal durchführen.

Auch auf dem Boden sitzend kann man effektiv stretchen.

• Setzen Sie sich auf den Boden, die Beine sind geschlossen.

• Beugen Sie nun den Oberkörper mit ausgestreckten Armen so weit nach vorne, dass Sie ein Ziehen, aber keinen Schmerz spüren.

• Zählen Sie in dieser Stellung langsam bis zwölf, dann richten Sie sich wieder auf und machen eine kleine Verschnaufpause, bevor Sie die Übung erneut durchführen. Insgesamt fünf- bis sechsmal wiederholen.

So essen Sie sich gesund

Um es gleich vorweg zu sagen: Eine Säure-Basen-Diät bedeutet nicht, dass Sie nun grundsätzlich auf alle lieb gewordenen Essgewohnheiten und Nahrungsmittel verzichten müssen und stattdessen nur noch damit beschäftigt sind, komplizierte Diätpläne einzuhalten. Vielmehr sollte es darum gehen, sich vom Einkauf über die Zubereitung bis hin zum Essgenuss darüber bewusst zu werden, welche Lebensmittel Ihnen und Ihrem Organismus am besten bekommen!

Auf ein ausgewogenes Verhältnis kommt es an

Die Rezepte sind unter folgenden Gesichtspunkten zusammengestellt worden:
• Die Mengenangaben beziehen sich auf zwei Personen.
• Es wurde Wert gelegt auf ein ausgewogenes Verhältnis von Säure bildenden bzw. basen- und säurereichen Nahrungsmitteln. Die Basenlieferanten machen bei jedem Gericht mindestens 80 Prozent aus.
• Alle Gerichte sind kalorienarm und ballaststoffreich.
• Die berücksichtigten Nahrungsmittel sind besonders gute Nährstofflieferanten.

Wundern Sie sich nicht, wenn manchmal Nahrungsmittel auf dem Speiseplan stehen, die eher den säurereichen bzw. Säure bildenden Produkten zugeordnet werden. Sich säurearm zu ernähren bedeutet lediglich, dass Sie in der Bilanz mehr Basen als Säuren (80:20) zu sich nehmen sollten. Ein gewisser Säuregehalt in den Nahrungsmitteln ist vor allem dann akzeptabel, wenn sie eine Vielzahl von wichtigen Nährstoffen enthalten.

Begriffsverwirrung

Abschließend noch ein Wort zu den etwas irreführenden Begriffen »sauer« und »basisch«. Es gilt zu unterscheiden zwischen den Säurelieferanten (z. B. Innereien, Fleisch, Geflügel, Wild, Eier, Käse, Quark), den Basenspendern (z. B. Kartoffeln, Wurzel-, Wild- und grünes Blattgemüse, Sahne, Gewürzkräuter und stilles Mineral- bzw. Heilwasser) sowie den Säure bildenden Nahrungsmitteln (z. B. alle Weißmehlprodukte, Süßigkeiten, polierter Reis, zuckerhaltige Limonaden, Bohnenkaffee, alkoholische Getränke), die einen Überschuss saurer Mineralstoffe wie Schwefel, Phosphor, Chlor, Jod, Fluor und Silizium enthalten. Bevorzugt sollten die so genannten neutralen Lebensmittel (z. B. Butter und naturbelassene Öle, Walnüsse, Leitungswasser) sowie die Basenspender verzehrt werden, weil sie das Gleichgewicht zwischen Säuren und Basen aufrechterhalten.

Darauf sollten Sie achten

Auch wenn die Entsäuerungskur nicht mit einer strengen Diät zu vergleichen ist – um einer Übersäuerung nachhaltig entgegenzuwirken, sollten dennoch einige Regeln beachtet werden.

• Führen Sie die Säure-Basen-Diät möglichst vier Wochen lang gewissenhaft durch. Dabei spielt es keine Rolle, an welchen Tagen und wie oft Sie welche Gerichte auf Ihren Speiseplan setzen.

• Während der Säure-Basen-Diät ist es ratsam, täglich Basenbrühe zu trinken (siehe Seite 33 und 37).

• Trinken Sie dazu mindestens zwei, besser noch drei Liter Flüssigkeit täglich (Kräutertees, Obst- und Gemüsesäfte und/oder stille Mineralwässer).

• Während der Entsäuerungskur sollten Sie ganz auf Nikotin, Alkohol, Süßigkeiten und Weißmehlprodukte verzichten. Auch Bohnenkaffee und schwarzer Tee sollten in dieser Zeit möglichst tabu sein.

• Betreiben Sie regelmäßig Sport oder Gymnastik, wenn möglich, dreimal wöchentlich etwa 30 bis 60 Minuten.

• Es empfiehlt sich, einmal in der Woche die Sauna aufzusuchen, um den Entgiftungsprozess zu unterstützen.

• Nehmen Sie während dieser Zeit die letzte Mahlzeit täglich vor 18 Uhr ein.

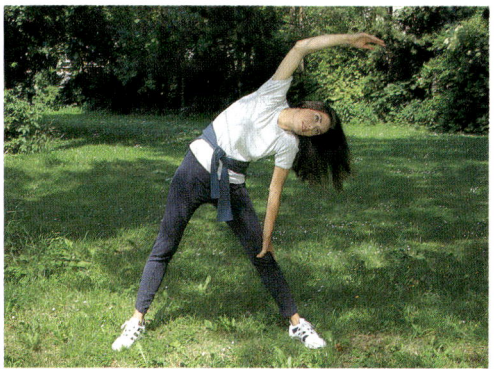

Regelmäßiger Sport und Dehnübungen sorgen für ein gutes Körpergefühl. Zudem bleiben Muskeln und Gelenke geschmeidig.

In 100 g sind enthalten	Eiweiß	Fette			Kohlen-hydrate	
		Gesamt	Linolsäure	Cholesterin		
	g	g	g	mg	g	

Käse, Milch, Milchprodukte

Edamer (45 % Fett i. Tr.)	24,8	28,3	0,4	95	*	
Buttermilch	3,5	0,5	*	4	4,8	
Trinkmilch (3,5 % Fett)	3,3	3,6	0,1	12	4,8	
Sahne (30 % Fett)	2,4	31,7	0,8	109	3,4	
Quark (mager)	13,5	0,3	0,1	1	4,0	

Eier

Hühnerei (58 g)	7,5	6,5	0,8	338	0,4	

Fette

Butter	0,7	83,2	1,8	240	0,7	
Margarine	0,2	80,0	40,0	7	0,4	

Fleisch

Ente	18,1	17,2	*	75	*	
Huhn	20,6	5,6	1,2	81	*	
Kalb (Kotelett)	21,1	3,1	0,2	70	*	
Rind (Keule)	21,0	7,1	0,2	120	*	

*= nicht oder nur in Spuren vorhanden

Ballast-stoffe	Energie		Mineralstoffe						Säure-Basen-Bilanz
			Kalzium	Eisen	Kalium	Magnesium	Natrium	Phosphorsäure	
g	kcal	kJ	mg	mg	mg	mg	mg	mg	+ Basen/ – Säuren
*	371	1552	678	0,6	67	59	674	403	−18,1
*	39	165	109	0,1	147	16	57	90	+1,3
*	67	279	120	0,0	157	12	48	92	+4,5
*	317	1328	80	0,0	112	10	34	63	−3,9
*	78	325	92	0,4	95	12	40	160	−17,3
*	97	406	32	1,2	85	7	84	125	−20,0
*	775	3244	13	0,1	16	3	5	21	−3,9
*	746	3123	10	0,1	7	13	101	10	−7,5
*	243	1017	11	2,1	292	15	140	187	−10,5
*	144	602	12	1,8	359	37	83	200	−10,5
*	122	510	13	2,1	369	16	93	195	−35,0
*	160	669	13	2,6	357	20	80	195	−34,5

In 100 g sind enthalten	Eiweiß	Fette			Kohlen-hydrate	
		Gesamt	Linolsäure	Cholesterin		
	g	g	g	mg	g	
Schweinefilet	19,3	11,9	*	70	0,0	
Schweinekotelett	19,0	13,0	2,6	70	0,0	
Schweineschinken (gekocht)	21,4	12,8	1,1	85	0,0	
Fische						
Forelle	19,5	2,7	0,3	55	*	
Hering (mariniert)	16,5	16,0	*	60	*	
Kabeljau	17,7	0,4	*	50	*	
Makrele (geräuchert)	20,7	15,5	*	22	*	
Thunfisch (in Öl)	23,8	20,9	7,0	32	*	
Getreide, Getreideprodukte						
Eierteigwaren	13,3	2,8	0,8	94	66,8	
Haferflocken	13,5	7,0	2,6	*	61,2	
Reis (poliert)	7,0	0,6	0,2	*	78,4	
Reis (unpoliert)	7,4	2,2	0,8	*	74,6	
Roggenbrot	6,7	1,0	*	*	39,4	

*= nicht oder nur in Spuren vorhanden

Ballast-stoffe	Energie		Mineralstoffe						Säure-Basen-Bilanz
			Kalzium	Eisen	Kalium	Magnesium	Natrium	Phosphorsäure	
g	kcal	kJ	mg	mg	mg	mg	mg	mg	**+ Basen/ − Säuren**
0,0	198	828	2	3,0	348	22	74	173	**−38,0**
0,0	207	867	11	1,8	315	24	65	150	**−38,0**
0,0	216	903	15	2,3	270	24	960	136	**−38,0**
*	112	467	18	0,7	465	27	40	242	**−11,8**
*	225	940	38	0,6	98	12	1030	149	**−20,0**
*	82	342	24	0,4	356	25	72	184	**−20,0**
*	238	997	5	1,2	275	33	261	240	**−11,8**
*	303	1269	7	1,2	342	23	361	294	**−20,0**
3,4	354	1479	27	1,6	164	67	17	191	**−5,9**
6,7	371	1554	54	4,6	335	139	5	391	**−9,2**
1,4	351	1469	6	0,6	103	64	6	120	**−39,1**
4,0	353	1475	23	2,6	150	157	10	325	**−12,5**
5,5	197	826	29	2,5	169	35	552	140	**−17,0**

	Eiweiß	Fette			Kohlen-hydrate
In 100 g sind enthalten		Gesamt	Linolsäure	Cholesterin	
	g	g	g	mg	g
Vollkornteigwaren	15,0	3,0	*	*	64,0
Weißbrot	8,2	1,2	*	*	49,7
Gemüse					
Blumenkohl	2,5	0,3	*	*	2,7
Bohnen (grün)	2,4	0,2	*	*	6,0
Champignons	2,7	0,2	0,1	*	0,3
Gurke	0,6	0,2	*	*	2,2
Kartoffeln	2,0	0,1	*	*	15,4
Linsen (getrocknet)	23,5	1,4	*	*	50,8
Möhren	1,0	0,2	0,1	*	5,2
Rotkohl	1,5	0,2	*	*	3,2
Salat (Kopfsalat)	1,3	0,2	*	*	0,9
Spinat	2,5	0,3	*	*	0,6
Tomaten	0,9	0,2	*	*	2,9
Zwiebeln	1,3	0,3	*	*	6,2
Früchte					
Äpfel	0,3	0,4	*	*	11,9

*= nicht oder nur in Spuren vorhanden

Ballast-stoffe	Energie		Mineralstoffe						Säure-Basen-Bilanz
			Kalzium	Eisen	Kalium	Magnesium	Natrium	Phosphorsäure	
g	kcal	kJ	mg	mg	mg	mg	mg	mg	+ Basen/ − Säuren
9,0	343	1457	*	*	*	*	*	*	−2,0
2,9	247	1035	58	0,9	132	24	540	89	−10,0
2,9	23	95	20	0,6	328	17	16	54	+3,1
2,9	37	155	57	0,8	248	25	2	38	+11,5
1,9	14	58	8	1,3	422	13	8	123	+4,5
0,9	13	54	15	0,5	141	8	9	23	+31,5
2,5	70	294	10	0,8	443	25	3	50	+8,1
10,6	321	1342	74	6,9	810	77	4	410	+6,0
3,4	26	110	41	2,1	290	18	60	35	+9,5
2,5	20	84	35	0,5	266	18	4	30	+6,3
1,5	10	44	37	1,1	224	11	10	33	+14,1
1,8	14	60	126	4,1	633	58	65	55	+13,1
1,8	17	71	14	0,5	297	20	6	26	+13,6
3,1	32	132	31	0,5	175	11	9	42	+3,0
2,3	53	220	7	0,5	144	6	3	12	+4,1

In 100 g sind enthalten	Eiweiß	Fette			Kohlen-hydrate	
		Gesamt	Linolsäure	Cholesterin		
	g	g	g	mg	g	
Aprikosen (Dosen)	0,5	0,1	*	*	17,0	
Bananen	1,1	0,2	*	*	18,8	
Birnen	0,5	0,3	*	*	10,0	
Erdbeeren	0,8	0,4	*	*	6,3	
Grapefruits	0,6	0,2	*	*	9,3	
Kirschen (süß)	0,9	0,4	*	*	12,7	
Orangen	1,0	0,2	*	*	9,5	
Weinbeeren (getrocknet)	2,5	0,6	*	*	66,2	
Weintrauben	0,7	0,3	*	*	16,2	
Nüsse						
Erdnüsse (geröstet)	26,4	49,4	13,8	*	8,9	
Haselnüsse	14,1	61,6	6,8	*	10,6	
Mandeln (süß)	18,3	54,1	9,9	*	9,3	
Walnüsse	14,4	62,5	34,1	*	12,1	

* = nicht oder nur in Spuren vorhanden

Ballast-stoffe	Energie		Mineralstoffe						Säure-Basen-Bilanz
			Kalzium	Eisen	Kalium	Magnesium	Natrium	Phosphorsäure	
g	kcal	kJ	mg	mg	mg	mg	mg	mg	+ Basen/ – Säuren
1,3	71	297	11	0,7	196	10	13	15	+6,6
2,0	81	341	9	0,6	393	36	1	28	+10,1
2,8	45	186	10	0,3	126	8	2	15	+3,2
2,0	32	135	26	1,0	147	15	3	29	+3,1
0,6	41	171	18	0,3	180	10	2	17	+9,9
1,9	58	241	17	0,3	229	11	3	20	+4,4
2,2	44	183	42	0,4	177	14	1	23	+9,2
5,4	280	1170	31	0,3	782	15	21	110	+15,1
1,6	70	293	18	0,5	192	9	2	20	+7,6
7,4	613	2563	65	2,3	777	182	6	409	−12,7
7,4	678	2837	226	3,8	636	156	2	333	−0,2
9,8	622	2601	252	4,1	835	170	23	454	−0,6
4,6	694	2905	87	2,5	544	129	2	409	−8,0

Eier

Eier sind im handelsüblichen Sinn immer Hühnereier. Im Jahr werden in Deutschland durchschnittlich 270 Eier pro Person verzehrt. Vom Gesamtgewicht des Eis entfallen etwa 58 Prozent auf das Eiweiß (Eiklar), 32 Prozent auf den Dotter und zehn Prozent auf die Eierschale.

Herkunft

Unter dem Aspekt des Tierschutzes spielt die Haltung der Hühner eine große Rolle. Es wird unterschieden zwischen Freilandhaltung, intensiver Auslaufhaltung, Bodenhaltung, Volierenhaltung und Käfighaltung. Nachdem sich wegen des Konsumentendrucks auf dem Markt immer mehr die (teureren) Eier aus Freilandhaltung durchsetzen konnten, sind heutzutage wieder mehr Eier aus heimischer Produktion, also von Bauernhöfen der Umgebung, im Handel.

Unterschiede

Eier unterscheiden sich zum einen in der Güteklasse, also der Qualität, und zum anderen in der Gewichtsklasse. Die Güteklassen werden unterteilt in Klasse A (frisch), Klasse B (haltbar gemacht) und Klasse C (aussortiert, für die Nahrungsmittelindustrie bestimmt). Bei den Gewichtsklassen gibt es sieben Stufen, von denen in der Regel jedoch nur die ersten drei im Handel erhältlich sind: Klasse 1 (70 Gramm und darüber), Klasse 2 (65 bis 70 Gramm) und Klasse 3 (60 bis 65 Gramm).

Aufbewahrung

Wenn ein Ei nicht mehr frisch ist, nimmt der Gehalt an Fäulnisbakterien und Salmonellen sehr schnell zu. Besonders durch ungekocht verzehrte Eier erhöht sich das Infektionsrisiko enorm. Deshalb sollten auf keinen Fall Eier gegessen werden, die älter als zwei Wochen gekühlt aufbewahrt wurden. Das Verspeisen von rohen Eiern ist zusätzlich ungesund, weil das darin enthaltene Avidin im Magen-Darm-Trakt nicht resorbiert werden kann.

Eignung

Eier gelten wegen ihres hohen Eiweißgehalts als Säure lieferndes und -erzeugendes Lebensmittel. Beim Verzehr von Eiern sollte deswegen darauf geachtet werden, dass in der gleichen Mahlzeit überwiegend basische Lebensmittel verwendet werden. Auch wegen ihres hohen Cholesteringehalts sollten Eier in der Ernährung eine eher untergeordnete Rolle spielen.

Frühstücksei mit Vollkornbrot und Hüttenkäse

Zutaten *2 Eier • 1 Prise Salz • nach Geschmack etwas frisch gemahlener schwarzer Pfeffer aus der Pfeffermühle • 2 Scheiben Vollkornbrot 2 TL halbfetter Hüttenkäse (pro Person ca. 280 kcal)*

Zubereitung

1 Die Eier je nach Geschmack hart (etwa 8 bis 10 Minuten, je nach Eigröße) oder weich (etwa 3 bis 4 Minuten) in kochendem Wasser ziehen lassen.
2 Auf die Eier sehr sparsam Salz und/oder Pfeffer streuen.
3 Die Brotscheiben mit dem Hüttenkäse bestreichen und sie zusammen mit dem Ei essen.

Tipp

Die Eier können auch in Scheiben geschnitten und auf den Hüttenkäse gelegt werden.

Ei auf Brot

Zutaten *2 Eier • 1/2 Bund Schnittlauch • 2 Scheiben Vollkornbrot 2 TL Halbfettmargarine (pro Person ca. 320 kcal)*

Zubereitung

1 Die Eier in kochendem Wasser etwa 8 bis 10 Minuten (je nach Eigröße) ziehen lassen.
2 Den Schnittlauch waschen und in kleine Röllchen schneiden.
3 Die Eier in Scheiben schneiden.
4 Die beiden Vollkornbrote mit der Margarine bestreichen und die Eierscheiben auflegen. Den klein geschnittenen Schnittlauch darauf verteilen.

Tipp

Statt des Schnittlauchs können Sie auch etwas frische Petersilie verwenden. Dabei sollten Sie immer der glatten Petersilie den Vorzug geben, da diese mehr Vitamin C enthält als gekräuselte.

Äpfel

In Deutschland sind Äpfel die am meisten konsumierte Obstsorte. Man schätzt, dass es allein in Deutschland etwa 16 Millionen Apfelbäume gibt.

Herkunft

Der Bedarf an Äpfeln ist jedoch so groß, dass etwa 40 Prozent der in Deutschland verzehrten Menge aus dem Ausland stammen – meist aus den Anrainerländern des Mittelmeers.

Unterschiede

Es gibt sehr viele verschiedene Apfelsorten, wie z. B. Golden Delicius, Boskop, Ontario, Berlepsch, Klarapfel, James Grieve. Die Sorten unterscheiden sich in Farbe, Größe und Geschmack.

Haltbarkeit

Die meisten Apfelsorten können an einem kühlen, dunklen Ort monatelang gelagert werden, weshalb sie große Bedeutung als Vitaminspender in den Wintermonaten haben. Geerntet wird meist im September.

Eignung

Äpfel gelten als basische Lebensmittel, auch wenn sie mit einem Wert von +4,1 lange nicht an die Banane (+10,1) oder gar an die getrocknete Feige (+27,5) heranreichen. Sie eignen sich deshalb als Ausgleich zu sauren Lebensmitteln oder als die ideale Zwischenmahlzeit.

Bananen

Unter den Südfrüchten ist bei uns die Banane am beliebtesten. Sie gilt als das Obst mit der weltweit größten Produktion.

Herkunft

Bananen haben lange Transportwege hinter sich, bevor sie auf der einheimischen Obsttheke landen. Deshalb werden sie bereits grün geerntet und reifen auf dem Weg zu uns (auf Schiffen) oder in großen Lagerhäusern nach.

Haltbarkeit

Einkauf und Lagerung richten sich nach persönlichen Vorlieben. Manche mögen dieses Obst nur, wenn es sich noch kaum aus der Schale lösen lässt, anderen schmecken Bananen erst in vollreifem Zustand.

Eignung

Bananen sind basische Lebensmittel, die zur Entsäuerung des Körpers beitragen oder als basischer Ausgleich bei säurehaltigen Mahlzeiten gute Dienste leisten.

Leinsamen-Buchweizen-Müsli

Zutaten *50 g geschroteter Buchweizen • 1 EL geschroteter Leinsamen 3 EL Biojoghurt • 2 EL Honig • 1 Apfel (pro Person ca. 280 kcal)*

Zube-reitung

1 Den Buchweizen und den Leinsamen abends vor dem Zubettgehen in Wasser geben und darauf achten, dass alle Getreidekörner ganz bedeckt sind.
2 Das Ganze in den Kühlschrank stellen und über Nacht quellen lassen.
3 Am Morgen den Joghurt unter Hinzugabe von etwas Wasser cremig rühren.
4 Den Joghurt und den Honig unter das aufgequollene Getreide mischen.
5 Das Kerngehäuse des Apfels entfernen. Den Apfel in kleine Würfel schneiden und dazugeben.

Tipp

Sie können statt des Apfels auch eine Birne oder Banane in das Müsli geben. Schneiden Sie weiches Obst in nicht zu kleine Stücke, weil das Müsli sonst eher ein Brei wird.

Banane und Blaubeergelee

Zutaten *1 Banane • etwas Zitronensaft • 2 Scheiben Vollkorntoast 2 EL Heidelbeergelee • je 1 Glas frisch gepresster Orangensaft (pro Person ca. 300 kcal)*

Zube-reitung

1 Die Banane schälen und in Scheiben schneiden.
2 Die Scheiben mit Zitronensaft beträufeln und auf die beiden Vollkorntoasts verteilen.
3 Mit je 1 Esslöffel Heidelbeergelee bestreichen.
4 Die Toasts in den auf 160 °C vorgeheizten Backofen schieben (mittlere Schiene) und nicht länger als etwa 5 Minuten überbacken.

Milch

Unter Milch versteht man hierzulande im Allgemeinen Kuhmilch. In anderen Ländern wird auch Ziegen- und Schafsmilch getrunken und zu Milchprodukten verarbeitet.

Herkunft

Eine speziell gezüchtete Milchkuh kann bis zu 10000 Liter Milch im Jahr produzieren. Im Durchschnitt werden in Deutschland jährlich pro Kopf 80 Liter Milch konsumiert, davon etwa die Hälfte als Milchprodukte.

Unterschiede

Kuhmilch wird in der Molkerei unterschiedlich verarbeitet. Rohmilch ist die völlig unveränderte Milch mit einem Fettgehalt von rund 3,7 Prozent. Sie wird entweder mit besonderer Genehmigung direkt ab Hof verkauft oder über Molkereien, die strengsten hygienischen Anforderungen genügen müssen, als Vorzugsmilch in den Handel gebracht.

Den größten Anteil an verkaufter Milch hat die Vollmilch mit 3,5 Prozent Fettgehalt. Sie wird bereits in der Molkerei pasteurisiert (30 Sekunden lang auf 71 bis 74 °C erhitzt), um die Sporen von Krankheitserregern, die sich in der Rohmilch befinden

können, abzutöten. Das Pasteurisieren verringert die Qualität der Milch nicht, weil die wertvollen Inhaltsstoffe dabei nicht zerstört werden.

Fettarme Milch ist eine teilentrahmte Milch, die auf einen Fettgehalt von 1,5 Prozent eingestellt wird. Sie enthält weniger Kalorien, aber auch weniger Biostoffe als Vollmilch. Fast gar kein Fett (etwa 0,3 Prozent) ist in der Magermilch zu finden, was aber auch für die Biostoffe gilt.

Schließlich ist noch die H-Milch zu nennen, die wegen des zur Anwendung kommenden Ultrahocherhitzungsverfahrens – eine wenige Sekunden andauernde Erhitzung auf 130 bis 150 °C – auch UHT-Milch genannt wird. Dadurch werden alle vermehrungsfähigen Mikroorganismen abgetötet, aber auch die Eiweißbausteine verändert, so dass in H-Milch beispielsweise weniger B-Vitamine als in pasteurisierter Vollmilch enthalten sind.

Eignung

Kuhmilch ist in roher und pasteurisierter Form wegen ihres hohen Kalzium- und Eiweißanteils leicht basisch, wird aber oft auch zu den neutralen Lebensmitteln gezählt. Dagegen ist H-Milch mit einem Wert von −1,0 schon im sauren Bereich angesiedelt.

Milch-Frucht-Shake

Zutaten *2 reife Bananen • 200 g Erdbeeren • 1/2 l Milch*
2 Eigelbe (sehr frisch) • 2 TL Honig (pro Person ca. 300 kcal)

Zube-reitung	**1** Die Bananen schälen und mit dem Mixer sehr fein pürieren. **2** Die Erdbeeren waschen, die grünen Blättchen entfernen und ebenfalls pürieren. Anschließend das Ganze durch ein Sieb streichen. **3** Das Obst mit der Milch vermischen und die Eigelbe darunter quirlen. Den Honig beigeben und den Shake nochmals gut durchrühren, bis sich der Honig aufge-löst hat.
Tipp	Wer von diesem flüssigen Frühstück nicht satt wird, kann noch 1 Scheibe Vollkorntoast, die mit 1 Teelöffel halbfettem Hütten- oder Frischkäse bestrichen ist, dazu essen.

Bananen-Kiwi-Müsli

Zutaten *1 reife Banane • 1 Kiwi • 50 g Vollkornhaferflocken*
1/2 l Milch (pro Person ca. 310 kcal)

Zube-reitung	**1** Die Banane schälen und in fingerdicke Scheiben schneiden. **2** Die Kiwi in 2 Hälften schneiden und mit einem Löffel aushöhlen. Anschließend das Fruchtfleisch in kleine Stücke schneiden. **3** Das Obst mit den Haferflocken und der Milch in eine Schale geben und vorsichtig verrühren.
Tipp	Nach Geschmack können Sie anstelle der Kiwi auch 1 Orange oder 1 Aprikose verwenden.

Joghurt

Joghurt ist eines der vielen Erzeugnisse, die aus Milch gewonnen werden. Bei uns ist er nach Käse das am meisten konsumierte Milchprodukt.

Herkunft

In Südeuropa und dem Vorderen Orient wurde Joghurt viele Jahrhunderte lang aus Schafs- und Ziegenmilch bereitet. Auf diese Weise konnte die kostbare Milch haltbar gemacht werden.

In Bulgarien brachte man lange Zeit das hohe Durchschnittsalter der Bevölkerung mit dem hohen Joghurtverzehr in Verbindung. Seine angeblich lebensverlängernde Wirkung machte den Joghurt auch in Mitteleuropa populär, wo er allerdings aus Kuhmilch hergestellt wird.

Unterschiede

Joghurt ist in verschiedenen Fettstufen (die vom Fettgehalt der verwendeten Milch abhängen) pur (also in reiner Form) oder in Mischungen (meist als Obstzubereitungen) im Handel erhältlich. Auch nach Art der Milchsäurebakterienkulturen, die bei der Herstellung den Gärungsprozess in Gang setzen, werden die Produkte unterschieden. Für viele Joghurts werden drei Bakterienstämme verwendet: Lactobacillus acidophilus mit zur Hälfte links- und rechtsdrehenden Milchsäuren, Streptococcus thermophilus mit rechtsdrehenden und Bifidum bifidum mit 95 Prozent rechtsdrehenden.

Es ist erwiesen, dass rechtsdrehende, so genannte L(+)-Milchsäuren besser verdaut werden können, weil die körpereigenen Milchsäuren ebenfalls rechtsdrehende sind.

Aufbewahrung

Wie bei allen Milchprodukten ist es auch bei Joghurt wichtig, ihn nicht mehr nach Ablauf des Verfallsdatums zu verzehren. Außerdem sollte man darauf achten, dass Joghurt immer im Kühlschrank aufbewahrt wird.

Eignung

Joghurt ist als leicht saures Lebensmittel einzuordnen, wobei Bioghurt durch den Überschuss an L(+)-Milchsäuren etwas mehr basisch wirkt. Mit 100 Gramm Joghurt werden dem Körper ca. 140 Milligramm Kalzium zugeführt. Weil Joghurt bei (Kuh-) Milchunverträglichkeit trotzdem bekömmlich ist, kann darüber der Kalziumbedarf gedeckt werden, ohne dass es zu Durchfall und den gefürchteten Magenkrämpfen kommt.

Müsli mit Vollkornhafer

Zutaten *150 g Biojoghurt • 2 EL Birnensaft • 6 EL Vollkornhafer 1 reife Birne (pro Person ca. 310 kcal)*

Zube-reitung

1 Den Joghurt zusammen mit dem Birnensaft und den Hafervollkornflocken in eine Schüssel geben und die Flocken kurz aufquellen lassen.
2 Die Birne schälen und in kleine Stücke schneiden.
3 Die Obststücke zu dem Joghurt geben und alles vorsichtig umrühren.

Tipp

Trinken Sie zum Frühstück lieber 2 Tassen Kräutertee anstelle von Kaffee oder schwarzem Tee. Diese Maßnahme beugt der Übersäuerung vor!
Den Kreislauf bringen auch ein paar Turnübungen am offenen Fenster in Gang.

Heidelbeer-Joghurt-Müsli

Zutaten *2 Becher fettarmer Heidelbeerjoghurt • 250 g frische oder tiefgekühlte Heidelbeeren • 1 EL Leinsamen • 2 EL Schmelzflocken (pro Person ca. 200 kcal)*

Zube-reitung

1 Die beiden Becher Joghurt mit den Heidelbeeren vermischen.
2 Leinsamen und Schmelzhaferflocken zu dem Joghurt geben.
3 Alle Zutaten miteinander vermischen und einige Minuten ziehen lassen.

Tipp

Anstelle der Heidelbeeren können Sie auch Erdbeerjoghurt und frische oder tiefgekühlte Erdbeeren verwenden. Wenn Sie tiefgekühlte Früchte verwenden, denken Sie daran, diese rechtzeitig aufzutauen.

Käse und Quark

Käse ist das beliebteste der Milchprodukte. Der Durchschnittsverbrauch pro Person liegt in Deutschland bei jährlich knapp 20 Kilogramm. Davon entfällt fast die Hälfte auf Quark.

Herkunft

Käse muss nicht unbedingt aus Kuhmilch hergestellt werden, weil ihm immer Salz hinzugefügt wird, so dass sich die etwas strenger schmeckende Schafs- und Ziegenmilch als Rohstoff ebenfalls sehr gut eignet. Dies ist der Grund, warum Käse seit Jahrtausenden überall dort produziert wurde, wo es Ziegen oder Schafe gab.

Unterschiede

Die Vielfalt an im Handel erhältlichen Käsesorten ist enorm. Quark, Hüttenkäse und Frischkäse sind die Käsesorten, die bei der Fertigung die Vorstufe für andere Sorten, z. B. Schimmelkäse, bilden. Hartkäse werden hergestellt, indem der Milch Milchsäurebakterien und Lab, ein Ferment aus dem Rindermagen, zugesetzt werden. Quark wird, wenn nicht pur, meist mit Obst vermischt angeboten, während Frisch- und Hüttenkäse überwiegend pikant gewürzt in die Kühlregale gelangen. Bei Hartkäsen sind die geschmacklichen Unterschiede sehr groß, Weichkäsesorten variieren im Geschmack oft nur durch unterschiedlich gewürzte Oberflächen. Beträchtlich unterscheiden sich Käsesorten in ihrem Fettgehalt. Die Angaben beziehen sich dabei auf den Fettgehalt in der Trockenmasse (Fett i. Tr.). Die Trockenmasse und der Wasseranteil ergeben die Gesamtmasse. Wenn die Trockenmasse im Verhältnis zum Wasseranteil gering ist, kann der absolute Fettgehalt also relativ niedrig sein, während die Angabe Fett i. Tr. einen hohen Wert aufweist. Umgekehrt verhält es sich natürlich genauso.

Aufbewahrung

Einige Hartkäsesorten (z. B. Schafskäse) können in Salzlauge aufbewahrt werden, alle anderen müssen in den Kühlschrank.

Eignung

Die meisten Käsesorten gehören zu den sauren Lebensmitteln. So liegt Hartkäse bei −18,1 und Quark bei −17,3, also weit im sauren Bereich. Weil Käse aber so beliebt und auch ein bedeutender Lieferant von Kalzium und Eiweiß ist, sollte deswegen auf den Verzehr nicht verzichtet werden. Wichtig ist ein basischer Ausgleich durch geeignete Lebensmittel.

Vollkornbrot mit Emmentaler Käse

Zutaten *250 g Weintrauben • 2 Scheiben Vollkornbrot • 2 Scheiben Emmentaler Käse (pro Person ca. 420 kcal)*

Zubereitung
1 Die Weintrauben waschen und abtropfen lassen.
2 Die Brote mit je 1 Scheibe Käse belegen.
3 Die Weintrauben dazu essen.

Tipp
Wenn Sie Kalorien einsparen wollen, können Sie auch fettreduzierten Emmentaler Käse als Brotaufschnitt wählen.

Quark mit Erdbeeren

Zutaten *200 g frische Erdbeeren • 250 g Magerquark • 1/8 l fettarme Milch (1,5 %) • 1/8 l süße Sahne • 2 EL Honig • Saft von 1/4 Zitrone (pro Person ca. 360 kcal)*

Zubereitung
1 Die Erdbeeren waschen, gut abtropfen lassen und die grünen Blättchen entfernen.
2 Den Quark, die Milch, die Sahne und 1 Esslöffel Honig mit dem Handmixer auf höchster Stufe etwa 3 Minuten lang verrühren.
3 Die Erdbeeren mit der Gabel etwas zerdrücken und mit dem restlichen Honig und dem Zitronensaft vermischen. Anschließend etwa 30 Minuten lang durchziehen lassen.
4 Den Quark vorsichtig unter die Erdbeeren ziehen.

Tipp
Sie können die Quarkspeise anstelle der Erdbeeren auch mit frischen Preiselbeeren zubereiten.
Weil Preiselbeeren im Geschmack herber sind als Erdbeeren, empfiehlt es sich dann, etwas mehr Honig zu verwenden.

Brot

In Deutschland gibt es ungefähr 200 verschiedene Brotsorten, deren Grundlage überwiegend eine Mischung aus Weizen- und Roggenmehl ist.

Herkunft

Korn und Brot sind seit dem Beginn des Sesshaftwerdens der Menschen die Grundlage der Ernährung. Das Wohl und Wehe eines Volkes war früher eng mit dem Erfolg oder Misserfolg der Getreideernte verbunden. Ging das Getreide zur Neige und konnte es durch eine neue Ernte nicht ersetzt werden, war eine Hungersnot unumgänglich. Brot spielt auch heute noch eine wichtige Rolle in unserer Ernährung. Für das abwechslungsreiche Angebot sorgen unterschiedliche Triebmittel und Backverfahren sowie die vielfältigen äußeren Formen der Brote.

Unterschiede

Die enorme Vielfalt der auf dem Markt erhältlichen Brotsorten kann im Wesentlichen in zwei Grundtypen eingeteilt werden: zum einen Vollkornbrote und Schrotbrote, die durch ihren hohen Anteil an Mineralstoffen, Vitaminen und Ballaststoffen für den Organismus sehr wertvoll sind, zum anderen die Brotsorten aus Weizenauszugsmehlen (z.B. weiße Brötchen, Baguette), die kaum mehr ernährungsphysiologisch wichtige Stoffe aufweisen.

Aufbewahrung

Brot sollte trocken und in Papier eingewickelt (nicht in luftdichtem Kunststoff) bei Zimmertemperatur aufbewahrt werden. Viele Brotkenner schwören auf »altbackenes« Brot, weil es wohlschmeckend und viel bekömmlicher ist als frisches Brot. Wenn man älteres Brot verzehrt, sollte man immer darauf achten, dass es keine giftigen Schimmelpilze aufweist.

Eignung

Bei allen Vorteilen, die Brot für die Ernährung und die Gesundheit insgesamt hat, ist seine Säure-Basen-Bilanz jedoch ausgesprochen negativ.

Das gesunde Vollkornbrot hat immerhin noch einen Wert von −6,0, während das Schwarzbrot (Graubrot) mit −17,0 sehr sauer ist; das »ungesunde« Weißbrot liegt hier mit −10,0 etwa in der Mitte der Brotsorten. Bei der Zusammenstellung einer Brotmahlzeit muss also immer zwischen der positiven Nährstoffbilanz und dem bedenklichen Säuregehalt abgewogen werden.

Pumpernickel mit Frischkäse

Zutaten *4 Scheiben Pumpernickel • 60 g Frischkäse, halbfett mit Kräutern • 1 Kiwi • 1 Orange (pro Person ca. 350 kcal)*

Zubereitung

1 Die Pumpernickelscheiben mit dem Frischkäse bestreichen.
2 Die Kiwi und die Orange schälen.
3 Die Kiwi in Scheiben schneiden, die Orange in Filetstücke zerteilen.
4 Die Kiwischeiben auf dem Frischkäse verteilen, die Orangenfilets dazu essen.

Tipp

Wem der Pumpernickelgeschmack nicht behagt, der kann auch Vollkornbrot verwenden.

Überbackener Vollkorntoast mit Ananas

Zutaten *2 Scheiben frische Ananas • 2 Scheiben Vollkorntoast • 1 Scheibe magerer gekochter Schinken • 30 g Chesterhalbfettkäse (pro Person ca. 410 kcal)*

Zubereitung

1 Die Ananas von Strunk und Schale befreien, das Fruchtfleisch in Scheiben schneiden und jeweils das harte Mittelstück entfernen.
2 Die Toasts mit dem Schinken belegen und anschließend je 1, mit dem Chesterkäse bestrichene Ananasscheibe darauf geben.
3 Beide Toasts auf der mittleren Schiene des vorgeheizten Backofens bei 160 °C etwa 10 Minuten lang backen, bis der Käse geschmolzen ist.

Tipp

Die übrig gebliebene Ananas können Sie pur als Zwischenmahlzeit, als Dessert mit 1 Esslöffel steif geschlagener Sahne oder aber als Beigabe im Salat verzehren.

Fleisch

In Deutschland werden jährlich etwa 70 Kilogramm Fleisch und Fleischerzeugnisse pro Kopf verzehrt. Der hohe Fleischkonsum wurde durch den Preisverfall infolge der Massentierhaltung, aber auch durch den steigenden Wohlstand ermöglicht.

Herkunft

Die Jagd ist seit Bestehen der Menschheit Teil der Lebens- und Arterhaltung. Mit der Fähigkeit, Feuer zu entfachen, wann immer er wollte, ließ der Mensch davon ab, Fleisch roh zu verzehren – seither braten, räuchern oder kochen wir das Fleisch vor dem Verzehr, von wenigen Ausnahmen abgesehen.

Unterschiede

In Deutschland ist Schweinefleisch noch immer die am meisten konsumierte Fleischsorte – nicht zuletzt, weil es die preisgünstigste ist. Inzwischen konnten Kalb- und Rindfleisch in der Gunst der Fleischesser stark aufholen. Die Rinderseuche BSE hat hier allerdings zu großen Einbrüchen geführt. In den letzten Jahrzehnten ist auch das bei uns recht teure Lammfleisch auf dem Vormarsch, was wohl mit der Erinnerung an so manches wohl-schmeckende Essen in südlichen Urlaubsländern zu tun hat. Auch das Fleisch von Pute, Huhn, Ente und Gans steht in der Gunst ganz oben, vor allem Putenfleisch wird immer beliebter. Grundsätzlich wird zwischen Muskelfleisch und Innereien unterschieden.

Aufbewahrung

Rohes Fleisch und ungeräucherte Fleischerzeugnisse (besonders Wurst) sind sehr empfindlich und müssen im Kühlschrank gelagert werden. Tiefgekühltes Fleisch darf (wie alle Tiefkühlprodukte) nach dem Auftauen nicht mehr eingefroren werden.

Eignung

Fleisch ist der Spitzenreiter unter den sauren Lebensmitteln. Schweinefleisch hat den hohen Säurewert von −38,0, aber auch Kalb- (−35,0) und Rindfleisch (−34,5) schneiden in Bezug auf die Säure-Basen-Bilanz schlecht ab. Fleisch enthält, abgesehen von Eiweiß und einigen wichtigen B-Vitaminen, kaum gesunde Nährstoffe, so dass nichts dagegen spricht, den Fleischkonsum deutlich herabzusetzen, und zwar auf etwa zweimal pro Woche. Wenn überhaupt, dann sollte das Motto ohnehin lauten: Nicht das Gemüse, sondern das Fleisch ist die Beilage.

Rinderfilet mit Wirsingkartoffeln

Zutaten *250 g Wirsing • 400 g Kartoffeln • 1 mittelgroße Zwiebel
1 Knoblauchzehe • 1 EL kaltgepresstes Olivenöl • 120 g Rinderfilet oder
Rinderhüftsteak • frischer Pfeffer aus der Pfeffermühle • Salz • 2 EL geriebener Käse (z. B. Emmentaler) • 1/2 l Gemüsebrühe (pro Person ca. 500 kcal)*

**Zube-
reitung**

1 Den Wirsing waschen und in fingerdicke Streifen
schneiden. Die Kartoffeln schälen und in Scheiben
schneiden.

2 Die Zwiebel abziehen und in kleine Würfel schneiden. Die Knoblauchzehe ebenfalls abziehen und mit
der Knoblauchpresse pressen.

3 Wirsing, Knoblauch und Zwiebelstücke in Olivenöl
andünsten, bis der Wirsing weicher als bissfest ist.

4 In der Zwischenzeit die Filetscheiben in fingerdicke
Stücke schneiden.

5 Nun abwechselnd den Wirsing, die Kartoffeln und
die Rindfleischscheiben in eine feuerfeste Auflaufform
geben. Dabei jede Lage mit frischem Pfeffer und wenig Salz würzen.

6 Den geriebenen Käse darüber verteilen.

7 Zum Schluss die Gemüsebrühe darüber gießen.

8 Das Ganze etwa 1 Stunde im vorgeheizten Backofen
bei 180 °C auf der mittleren Schiene backen.

Tipp

Instantgemüsebrühe gibt es im Reformhaus oder im
Naturkostladen fertig zu kaufen. Sie können Ihre
Gemüsebrühe aber auch selbst herstellen. Sie benötigen dafür: 1 Lauchstange, 2 Möhren, 2 große Kartoffeln und 1 rote Zwiebel.

Nachdem Sie das Gemüse gut geputzt bzw. geschält
und gewürfelt haben (den Lauch in Ringe schneiden),
setzen Sie 2 Liter Wasser auf, geben das Gemüse hinein und lassen es etwa 45 Minuten lang kochen. Nehmen Sie das Gemüse heraus, und verwenden Sie nur
die Brühe.

Fisch

Auch im Binnenland ist Fisch problemlos erhältlich, doch wird er in der Regel verhältnismäßig teuer gehandelt. Daher wird in Küstennähe auch das Sechsfache an Fisch im Vergleich zu Süddeutschland verzehrt. Der jährliche Pro-Kopf-Verbrauch beträgt in Deutschland durchschnittlich 13,6 Kilogramm, wobei Süßwasserfische, im Gegensatz zu Seewasserfischen mit 12,8 Kilogramm, nur eine untergeordnete Rolle spielen.

Herkunft

Fisch verdirbt ungekühlt innerhalb kürzester Zeit, weswegen es vor der Erfindung des Kühltransports unmöglich war, Seefische ins Landesinnere zu befördern. Falls Gewässer vorhanden waren, wurden dort jedoch reichlich Süßwasserfische verzehrt.

Unterschiede

Es gibt sehr viele Fischarten, von denen die meisten auch verzehrt werden können. Sehr große Fische wie Wale oder Delphine werden nicht zuletzt aus Artenschutzgründen im Allgemeinen nicht gegessen. Dagegen gilt Haifisch wegen seines kalbfleischähnlichen Geschmacks in Küstenländern als Delikatesse. Den größten Anteil am Fischfang hat der Hering mit etwa einem Drittel des gesamten Fischfangs – er wird hauptsächlich zu Fischerzeugnissen weiterverarbeitet.

Aufbewahrung

Fisch lagert man am besten zwischen Eisstücken. Auch das 0 °C-Fach des Kühlschranks ist gut zur Aufbewahrung geeignet. Dennoch sollte Fisch immer am Tag des Kaufs zubereitet und verzehrt werden.

Eignung

Es gibt kaum etwas Gesünderes, als regelmäßig Fisch zu verzehren. Denn das Fett von Fisch ist reich an wichtigen essenziellen Fettsäuren, wie den wertvollen Omega-3-Fettsäuren, die cholesterinsenkend wirken und die Geschwindigkeit der Blutgerinnung verlangsamen. Beides zusammen führt zu einer Senkung des Herzinfarktrisikos.

Außerdem gehört Fischeiweiß zu den biologisch hochwertigen Proteinen – schon mit 200 Gramm Fisch ist der halbe Tagesbedarf an diesem wichtigen Nährstoff gedeckt.

Aber: Fisch hat eine schlechte Säure-Basen-Bilanz mit −20,0 bei Seefisch und −11,8 bei Süßwasserfisch. Den Ausgleich schaffen auch in diesem Fall die Beilagen.

Kabeljau-Gemüse-Suppe

Zutaten *300 g frisches oder tiefgekühltes Kabeljaufilet • 1 Bund Suppengrün • 1 Zwiebel • 2 Knoblauchzehen • 400 g Kartoffeln • 1/2 Zitrone 1 EL kaltgepresstes Olivenöl • 3/4 l Gemüsebrühe (Instant) • 1 EL frischer oder getrockneter Dill • frisch gemahlener Pfeffer aus der Pfeffermühle 2 EL Sahne • 50 g Krabben • etwas frische glatte Petersilie (pro Person ca. 430 kcal)*

Zubereitung

1 Die Fischfilets waschen und mit Küchenkrepp trockentupfen.

2 Das Suppengrün waschen und gut abtropfen lassen. Die Zwiebel und die Knoblauchzehen abziehen und klein hacken. Die Kartoffeln schälen und in Würfel schneiden.

3 Die Zitrone auspressen.

4 Das Öl in einem großen Topf erhitzen. Suppengrün, Zwiebeln, Knoblauchzehen und Kartoffeln unter mehrmaligem Wenden 5 Minuten lang dünsten. Die Gemüsebrühe und den Dill hinzufügen. Das Gemüse zugedeckt 10 bis 15 Minuten auf mittlerer Stufe kochen lassen. Die Kartoffelwürfel sollten bissfest sein.

5 Die Fischfilets in große Würfel schneiden und in die Gemüsesuppe geben. Den Zitronensaft dazugeben und das Ganze mit frischem Pfeffer abschmecken.

6 Die Suppe zugedeckt noch etwa 8 Minuten bei niedriger Temperatur gar ziehen lassen. Achten Sie darauf, dass sie nicht nochmals aufkocht, da sonst die Fischstücke auseinander fallen.

7 In der Zwischenzeit die Sahne steif schlagen und die Krabben abtropfen lassen.

8 Die Gemüsesuppe auf zwei Teller verteilen und mit je 1 Esslöffel Sahne und Krabben anrichten. Das Ganze mit einigen Petersilienblättern garnieren.

Tipp

Statt des Kabeljaus kann auch Rotbarsch oder der preisgünstigere Seelachs verwendet werden.

Kartoffeln

Noch vor 40 Jahren war die Kartoffel in Deutschland ein Grundnahrungsmittel, weil sie kostengünstig und im Anbau anspruchslos ist. Heute geht der Kartoffelkonsum immer mehr zurück: Noch 1950 wurden pro Kopf jährlich 156 Kilogramm gegessen, heute sind es nur noch knapp 70 Kilogramm, von denen über die Hälfte als Veredelungsprodukte (z.B. Pommes frites) verzehrt werden. In diesen Erzeugnissen sind die meisten der wertvollen Inhaltsstoffe verloren gegangen.

Herkunft

Im 16. Jahrhundert wurde die Kartoffel von Spaniern und Portugiesen nach Europa gebracht. Beheimatet ist sie in Südamerika, wo sie mehrere tausend Jahre als Grundnahrungsmittel gedient hatte. Im 18. Jahrhundert befahl der preußische König Friedrich Wilhelm I. den Kartoffelanbau. Er hatte die Eignung der Kartoffel als Volksnahrungsmittel erkannt. Die Nichtbefolgung seines Befehls wurde bestraft.

Unterschiede

Es sind zwar etliche verschiedene Sorten im Handel, die sich jedoch nur in Aussehen und Form unterscheiden, aber kaum in der Qualität. Egal, ob mehlig oder fest kochend, ob mit rötlicher oder brauner Schale: Die Kartoffel ist immer gleich gesund. Nur in der Zubereitung gibt es einen qualitativ bedeutenden Unterschied: Aus der so genannten Salzkartoffel, die geschält gekocht wird, werden beim Kochen viele der Heilstoffe ausgelaugt und mit dem Wasser weggeschüttet. Als Pellkartoffel in der Schale gekocht, bewahrt sie jedoch die meisten ihrer segensreichen Inhaltsstoffe.

Aufbewahrung

Kartoffeln sollten in einem dunklen, kühlen Raum (z.B. im ungeheizten Keller) gelagert werden. Kleine Mengen kann man auch im Gemüsefach aufbewahren.

Eignung

Kartoffeln sind basische Lebensmittel mit einem Wert von +8,1. Allein dadurch sind sie schon eine ideale Beilage zu Fleisch und anderen Säure bildenden Nahrungsmitteln. Nicht nur in dieser Hinsicht ist die Kartoffel ernährungsphysiologisch wertvoll. Sie enthält viel Vitamin C sowie nennenswerte Mengen an Magnesium und Eisen. Ihre Kohlenhydrate sind leicht verdaulich, ihr Eiweiß ist hochwertig.

Ofenkartoffeln mit Quarkdip

Zutaten *6 große mehlig kochende Kartoffeln • 6 Stücke Alufolie*
1 TL Distel- oder kaltgepresstes Olivenöl • 1 kleine Zwiebel • 1/2 Bund
Schnittlauch • 6 mittelgroße Radieschen • 50 g Magerquark (10 %) • Salz
frisch gemahlener Pfeffer aus der Pfeffermühle • etwas glatte Petersilie
(pro Person ca. 460 kcal)

Zubereitung

1 Die Kartoffeln gründlich unter fließendem Wasser abbürsten und anschließend mit Küchenkrepp abtrocknen.

2 6 ausreichend große Alufolienstücke zurechtschneiden und diese innen mit Öl bestreichen. Die Kartoffeln locker darin einwickeln, so dass die Alufolie nicht reißen kann.

3 Die Kartoffeln auf einem Backblech verteilen und im vorgeheizten Backofen bei 220 °C etwa 1 Stunde backen.

4 In der Zwischenzeit für den Quarkdip die Zwiebel abziehen und fein würfeln. Den Schnittlauch waschen und in kleine Röllchen schneiden. Die Radieschen waschen und in dünne Scheiben schneiden.

5 Den Quark in eine Schüssel geben. Die Zwiebeln, die Schnittlauchröllchen und die Radieschenscheiben dazugeben. Mit etwas Salz und frisch gemahlenem Pfeffer abschmecken. Alles gut verrühren.

6 Die Kartoffeln herausnehmen und die Alufolie aufklappen. Den Quarkdip darauf verteilen.

7 Zum Schluss einige Petersilienblätter waschen, klein schneiden und den Quarkdip damit garnieren.

Tipp

Wenn Sie lieber fest kochende Kartoffeln verwenden wollen, müssen Sie eventuell mit einer etwas längeren Garzeit rechnen. Sie lassen sich auch etwas schlechter mit dem Quark vermischen. Machen Sie, bevor Sie alle Kartoffeln aus dem Ofen nehmen, am besten die Garprobe.

Spinat

Spinat galt viele Jahrzehnte lang als das gesundheitsfördernde Gemüse schlechthin, bis bekannt wurde, dass er eine hohen Gehalt an Oxalsäure aufweist. Sie behindert besonders die Aufnahme (Resorption) von Kalzium und Eisen und bildet zudem schwer lösliche chemische Verbindungen.

Herkunft

Der Spinat stammt aus dem persisch-arabischen Raum. Von dort wurde das Gänsefußgewächs vermutlich im Mittelalter von Gewürzhändlern zu uns nach Europa gebracht.

Unterschiede

Beim Spinat gibt es ursprünglich allein in der Zubereitung Unterschiede. Viele Menschen haben nur deswegen eine heftige Aversion gegen Spinat, weil sie in ihrer Kindheit mit einem geschmacklosen, unappetitlich aussehenden grünen Brei gefüttert wurden. Die Unsitte, den Spinat bis zur Unkenntlichkeit zu zermalmen, ist in Deutschland auch heute noch verbreitet.

Dabei kann Spinat durchaus sehr wohlschmeckend sein, wenn man ihn als Blattspinat gut gewürzt (am besten mit Knoblauch, Zwiebeln, Salz und Pfeffer) an-

richtet. Ein gut sortiertes italienisches Kochbuch eröffnet eine ganze Palette von attraktiven Spinatvariationen, die alte Aversionen durch neue Gaumenfreuden ersetzen können.

Aufbewahrung

Da Spinat beim Tiefkühlen nur wenige seiner wertvollen Stoffe verliert, sollte man ruhig auf Tiefkühlware zurückgreifen. Frischer Spinat sollte so schnell wie möglich verbraucht werden, denn innerhalb eines Tages geht bei einer Temperatur von 20 °C die Hälfte des Vitamin-C-Gehalts verloren, während es beim Einfrieren direkt vom Feld nur ein Fünftel ist.

Eignung

Trotz der anfangs erwähnten Einschränkung gehört Spinat zu den wertvollsten Gemüsesorten. Mit +13,1 hat er auf die Säure-Basen-Bilanz sehr positive Auswirkungen. Er enthält zehn Vitamine und 13 Mineralstoffe – darunter große Mengen am Kalium, Natrium, Kalzium, Phosphor, Magnesium und Schwefel – sowie überdurchschnittlich viel Karotin und Vitamin C. Dies alles macht aus ihm einen erstklassigen Lieferanten lebenswichtiger Nährstoffe. Spinat stärkt das Immunsystem, indem er die Bildung der Blutkörperchen fördert.

Nudelauflauf mit Blattspinat

Zutaten *Salz • 200 g Bandnudeln • 150 g frischer Blattspinat • frischer Pfeffer aus der Pfeffermühle • Muskat • 1 Päckchen helle Sauce (Instant) 1/8 l Milch (pro Person ca. 400 kcal)*

Zubereitung

1 Wasser aufsetzen, salzen, zum Kochen bringen und die Bandnudeln hineingeben. Diese etwa 10 Minuten garen, nicht zu weich werden lassen.
2 In der Zwischenzeit den Spinat waschen, gut abtropfen lassen und blanchieren.
3 Die Nudeln abwechselnd mit dem Spinat in eine feuerfeste Auflaufform schichten. Mit Pfeffer, etwas Salz und Muskat kräftig würzen.
4 Die Instantsauce mit der Milch und 1/8 Liter Wasser anrühren und über den Auflauf gießen.
5 Das Ganze im vorgeheizten Backofen etwa 30 Minute bei 175 °C backen.

Spinatpfannkuchen

Zutaten *250 g frischer Blattspinat • 350 g Vollkornmehl • 1/4 l Milch 4 mittelgroße Eier • 1 Prise Salz • 2 EL Sonnenblumenöl (pro Person ca. 460 kcal)*

Zubereitung

1 Den Spinat verlesen, gründlich waschen und abtropfen lassen.
2 Das Vollkornmehl mit der Milch in eine Schüssel geben und mit dem Handmixer glatt rühren.
3 Die Eier trennen. Das Eiweiß steif schlagen, die Eigelbe verquirlen.
4 Die Eigelbe, das Salz und den Spinat zu Mehl und Milch geben. Das Eiweiß unterziehen.
5 In einer Pfanne Öl erhitzen und 4 dünne goldgelbe Pfannkuchen backen.

Pilze

Champignons, Steinpilze, Pfifferlinge & Co. sind sehr beliebt. Naturgemäß steht der Verzehr von Champignons (meist gezüchtet) an der Spitze, denn ihr Preis ist im Vergleich zu wild wachsenden Pilzsorten eher gering.

Herkunft

Pilze wachsen in einer riesigen Vielfalt – es soll über 100 000 Sorten geben – in fast allen Ländern der Welt. Sie gehören deshalb seit jeher zur Ernährung von Mensch und Tier.
Unter den Pilzen gibt es echte Raritäten, wie beispielsweise weiße Trüffeln, mit denen auf dem Markt besonders hohe Preise zu erzielen sind.

Unterschiede

Auch hierzulande finden sich vielerlei essbare und sehr wohlschmeckende Pilzsorten. Noch vor wenigen Jahrzehnten war es ein beliebter Freizeitspaß für Jung und Alt, in Verbindung mit einem Picknick im Wald nach Pilzen zu suchen. Heute sollte man davon tunlichst Abstand nehmen, denn die giftigen Bestandteile der starken Luftverschmutzung aus den sechziger und siebziger Jahren sind noch heute in den Pilzen zu finden.

Auch hat die Reaktorkatastrophe von Tschernobyl 1986 die Pilze mit einer derart hohen radioaktiven Strahlung verseucht, dass in ihnen noch heute astronomische Werte messbar sind. Deshalb werden bei uns fast nur noch Pilze aus der Züchtung verzehrt. Sie stehen den wild wachsenden Pilzen im Geschmack in nichts mehr nach.

Aufbewahrung

Pilze sollten unverarbeitet nicht gelagert werden, sondern noch am Tag der Ernte bzw. des Einkaufs gekocht, in Essig eingelegt, tiefgefroren oder auch getrocknet werden.

Eignung

Pilze – beispielsweise Steinpilze mit einem Säure-Basen-Wert von +4,0 oder auch Pfifferlinge mit +4,5 – sind basische Lebensmittel, die in hohen Mengen Eiweiß, essenzielle Aminosäuren, die Vitamine A und D, Vitamine aus der B-Gruppe sowie reichlich Ballaststoffe aufweisen.

Hinweis

Champignons können auch roh gegessen werden, wenn sie ganz frisch gekauft werden, also die Lamellen noch leicht rosa sind und der Hut noch geschlossen ist.

Omelett mit Spinat und Pfifferlingen

Zutaten *200 g Pfifferlinge • 200 g frischer Blattspinat • 1 mittelgroße Zwiebel • 1 Knoblauchzehe • 3 EL (etwa 30 g) Butter • etwas Salz frisch gemahlener Pfeffer aus der Pfeffermühle • 2 EL Crème fraîche 3 mittelgroße Eier (pro Person ca. 390 kcal)*

Zubereitung

1 Die Pfifferlinge mit einer Bürste unter fließendem Wasser gut säubern. Harte Stiele entfernen.

2 Den Spinat verlesen, waschen und gut abtropfen lassen.

3 Die Zwiebel und die Knoblauchzehe abziehen und fein würfeln.

4 1 Esslöffel Butter erhitzen und die Pfifferlinge darin anbraten, Zwiebel- und Knoblauchwürfel zufügen und ebenfalls kurz anbraten. Den Blattspinat dazugeben. Das Gemüse im geschlossenen Topf bei geringer Hitze kochen lassen, bis der Spinat zusammengefallen ist. Mit etwas Salz und frisch gemahlenem Pfeffer aus der Pfeffermühle abschmecken. Zum Schluss die Crème fraîche hineinrühren.

5 Die Eier mit etwas Salz und 1 Esslöffel Wasser verquirlen.

6 Jeweils 1 Esslöffel Butter in einer Pfanne erhitzen und bei mittlerer Hitze aus der Eimasse nacheinander 2 Omeletts goldgelb backen.

7 Die beiden Omeletts auf zwei Tellern anrichten und die Füllung darauf verteilen. Dann die Omeletts zusammenklappen.

Tipp

Wer es gern herzhafter mag und dieses Gericht nach der Entsäuerungskur gern in sein Rezeptrepertoire aufnehmen möchte, kann der Füllung noch 2 Scheiben Frühstücksspeck hinzufügen, die in Würfel geschnitten und mit angebraten werden.

Es sei nochmals darauf hingewiesen, dass Pilzgerichte nicht aufgewärmt werden dürfen.

Reis

Neben Kartoffeln und Nudeln ist Reis bei uns die dritte beliebte Beilage für Hauptgerichte.

Herkunft

In China wurde bei einer Ausgrabung 7000 Jahre alter Reis entdeckt – alles deutet darauf hin, dass dort und in anderen asiatischen Ländern der Wildreis schon immer Grundnahrungsmittel gewesen ist. Asien ist noch heute der Kontinent des Reises, denn 90 Prozent der Weltproduktion stammen von dort. Der Rest kommt zum größten Teil von riesigen Plantagen in Kalifornien. Europäischer Reis wird überwiegend in Italien angebaut.

Unterschiede

Obwohl es weltweit Zehntausende von Reissorten gibt, sind bei uns nur wenige im Handel. Dabei handelt es sich in erster Linie um drei verschiedene Arten: Der braune Naturreis (Cargo) – Langkorn oder Rundkorn – ist die einzige Sorte, die sich zu Recht Vollkornreis nennen darf, denn dieser Reis ist nur entspelzt, das hauchdünne Silberhäutchen ist erhalten. In ihm sind alle Vitamine und Mineralstoffe enthalten, die uns der Reis zu bieten hat. Aus Gründen der Haltbarkeit wird dieses Häutchen meist abgeschliffen, weil es leicht ranzig wird – es entsteht der weiße Milchreis (auch Klebereis genannt). Ein »Kompromiss« ist der so genannte Parboiled Reis, der zwar ebenfalls abgeschliffen, aber vorher gedämpft wird. Es wird behauptet, dass bei diesem Verfahren die Nährstoffe aus der Silberhaut in das Innere des Reiskorns wandern. Ob dieser Prozess tatsächlich stattfindet, ist allerdings umstritten.

Aufbewahrung

Reis kann in einem trockenen Behältnis mit Schraubverschluss gut monatelang gelagert werden.

Eignung

Reis ist eine Beilage, die hinsichtlich der Säure-Basen-Bilanz außerordentlich schlecht abschneidet (geschält –39,1, naturbelassen –12,5). Trotzdem sollte man keinen Bogen um den Reis machen, denn seine Inhaltsstoffe sind sehr wertvoll: Im Silberhäutchen sind alle acht essenziellen Aminosäuren, sehr viele B-Vitamine, ein großer Anteil an Ballaststoffen und viele Mineralstoffe enthalten. Geschälter Reis wirkt dagegen ausschließlich Säure erzeugend und weist keine ausgleichenden positiven Effekte auf.

Rosenkohl-Schinken-Risotto

Zutaten *70 g Naturreis • etwas Salz • 4 Scheiben dünn geschnittener Schinkenspeck • 300 g Rosenkohl • 2 EL kaltgepresstes Olivenöl • frisch gemahlener Pfeffer aus der Pfeffermühle (pro Person ca. 420 kcal)*

Zubereitung

1 Den Reis in Salzwasser aufkochen und etwa 30 Minuten gar ziehen lassen.

2 Den Schinkenspeck in Streifen schneiden.

3 Den Rosenkohl putzen.

4 Das Öl in einer Pfanne erhitzen. Den Schinkenspeck und den Rosenkohl darin anbraten.

5 Das Ganze mit 1/8 Liter Wasser aufgießen und mit Pfeffer und Salz würzen. Alles etwa 15 Minuten auf mittlerer Hitze kochen lassen.

6 Den Rosenkohl und die gebratenen Schinkenspeckstreifen auf dem Reis anrichten.

Geflügel-Reis-Pfanne

Zutaten *2 Hähnchenbrustfilets (à 125 g) • 1 rote Paprikaschote 1 Zucchini • 1 Zwiebel • 1 Knoblauchzehe • 2 EL Öl • 75 g Naturreis 1/4 l Gemüsebrühe (Instant) • Cayennepfeffer (pro Person ca. 480 kcal)*

Zubereitung

1 Die Hähnchenbrustfilets in feine Streifen schneiden.

2 Den Paprika entkernen und in kleine Stücke schneiden. Die Zucchini würfeln. Zwiebel und Knoblauch abziehen und fein hacken.

3 Das Öl in einer Pfanne erhitzen. Das Fleisch darin anbraten und aus der Pfanne nehmen.

4 Den Reis in die Pfanne geben und unter Wenden 1 Minute andünsten. Das Gemüse, die Gemüsebrühe und das Fleisch zufügen. Einmal aufkochen lassen und dann alles zugedeckt auf kleiner Stufe etwa 30 Minuten garen. Mit Cayennepfeffer abschmecken.

Grüne Salate

Kopfsalat als einsamer Spitzenreiter, Chicorée, Endiviensalat, Eisbergsalat und Feldsalat sind neben einer Vielzahl von selteneren Sorten nach wie vor die Salatrenner. Das steigende Gesundheitsbewusstsein der Menschen drückt sich in einem ständig steigenden Verzehr an grünen Salaten aus.

Herkunft

Bereits Nebukadnezar, der König von Babylon, soll Salat sehr geschätzt haben. Auf den Spuren der seinerzeit entstehenden (und wieder untergegangenen) Kulturen bahnte sich der Salat den Weg nach Mitteleuropa. Heute wird er überall auf der Welt angebaut.

Unterschiede

Wie schon erwähnt, gibt es auch in Deutschland eine sehr große Auswahl an grünen Salaten. Sie unterscheiden sich im Geschmack überraschend stark, wobei die einen relativ neutral, die anderen ausgesprochen bitter schmecken. Daneben sind die Form der Blätter und deren Farbe sehr verschieden. Auch ihr gesamtes Erscheinungsbild ist variantenreich, was sich besonders im Vergleich zwischen Eisbergsalat und Feldsalat zeigt.

Aufbewahrung

Grüne Salate welken ohne Wasser sehr schnell. Sie sollten deshalb alsbald gegessen werden. Ist dies einmal nicht möglich, kann man Salate für kurze Zeit leicht angefeuchtet an einem kühlen Ort aufbewahren.

Eignung

Eigentlich ist es ja fast nur Wasser, was wir beim Verzehr von grünem Salat zu uns nehmen. Jedoch hat es der Rest von knapp zehn Prozent in sich: Die Säure-Basen-Bilanz von grünem Salat ist sehr gut (Kopfsalat direkt vom Freiland +14,1, Endivie direkt vom Freiland +14,5 und Löwenzahn sogar +22,7), wobei die vielen Mineralstoffe besonders in den äußeren grünen Blättern enthalten sind. Auch sind Salate reich an B-Vitaminen, Vitamin C und Ballaststoffen. Die bei manchen grünen Salaten geschmacklich dominierenden Bitterstoffe unterstützen zudem die Tätigkeit des Darms und stärken das Immunsystem.

Hinweis

Zwar sind die äußeren Blätter des Salats oft etwas trocken, sie enthalten aber auch die wertvollsten Nährstoffe. Bitte verwenden Sie also nicht nur das saftige, frische Innere.

Vitalsalat mit Thunfisch

Zutaten *1 Ei • 1 Vitalsalat (oder Eichblattsalat oder frischer Kopfsalat)*
1 rote Paprikaschote • 100 g frische Champignons • 1/2 Salatgurke
2 mittelgroße Möhren • 1 Bund Lauchzwiebeln • 2 mittelgroße Tomaten
250 g Biojoghurt • 2 EL kaltgepresstes Olivenöl • 2 EL Balsamicoessig
Salz • frischer Pfeffer aus der Pfeffermühle • 125 g Thunfisch, in Wasser
eingelegt (Dose) (pro Person ca. 340 kcal)

Zube-reitung	**1** Das Ei hart kochen, abschrecken, abkühlen lassen und schälen. **2** Den Salat waschen und verlesen. Anschließend in einer Salatschleuder trockenschleudern. **3** Den Paprika waschen, entkernen und in Stücke schneiden. **4** Die Champignons mit einer Bürste unter fließendem Wasser gut bürsten und sie dann in dünne Scheiben schneiden. **5** Die Salatgurke schälen und mit der groben Gemüseraffel in dünne Scheiben schneiden. **6** Die Möhren waschen und in Scheiben schneiden. **7** Die Lauchzwiebeln waschen, das Grün großzügig entfernen und in feine Röllchen schneiden. **8** Die Tomaten waschen und vierteln. **9** Für die Salatsauce den Biojoghurt gut mit dem Öl und dem Essig verrühren und mit Salz und frischem Pfeffer kräftig abschmecken. **10** Den Salat und das klein geschnittene Gemüse unter die Salatsauce heben. **11** Das Ei mit dem Eierschneider oder mit dem Messer in Scheiben schneiden. **12** Den Thunfisch abtropfen lassen, zerpflücken und ihn ebenfalls unter den Salat heben. Zum Schluss die Eierscheiben auf den Salat legen.
Tipp	Dazu passen Vollkornsemmeln, die man in die Sauce tunken kann.

Grüne Bohnen

Die auch unter der Bezeichnung »Gemüsebohne« bekannte Hülsenfrucht ist in Deutschland sehr beliebt und auf vielen Speisekarten als Gemüsebeilage zu finden.

Herkunft

Niemand kann es genau sagen – aber es gibt Hinweise darauf, dass die grüne Bohne bereits vor gut 6000 Jahren in den Anden und in Mexiko angebaut wurde. Sicher ist, dass sie im Altertum und im Mittelalter in Europa häufig als Beilage zu der seinerzeit ausgesprochen fleischhaltigen Kost serviert wurde.

Unterschiede

Eine Verwandte der grünen Bohne ist die Wachsbohne, die ein helles gelblich grünes Aussehen hat und wesentlich dünner ist als die grüne Bohne. Daneben gibt es eine Vielzahl von Sorten bei grünen Bohnen, die sich in Form und Farbe deutlich voneinander unterscheiden.

Aufbewahrung

Wenn Sie grüne Bohnen nicht selbst im Garten anbauen, sollten Sie sie an dem Tag kaufen, an dem sie zubereitet werden. Ansonsten sollten sie kühl und dunkel gelagert werden.

Eignung

Die Säure-Basen-Bilanz von grünen Bohnen ist mit +11,5 recht beachtlich. Zudem enthalten grüne Bohnen reichlich Chlorophyll, das u. a. für die Bildung der roten Blutkörperchen von Bedeutung ist und die Aufnahme von wertvollen Mineralstoffen und Kohlenhydraten fördert. Grüne Bohnen enthalten außerdem Niazin, Vitamin C und Pantothensäure. Neben insulinähnlich wirkenden Glukokininen verfügen sie auch über Bioflavonoide, denen inzwischen eine Reihe gesundheitsfördernder Eigenschaften für unseren Organismus zugeschrieben werden.

Vorsicht!

Grüne Bohnen dürfen nicht roh gegessen werden. Die in ihnen enthaltenen Lektine sind giftig und lassen sich erst durch längeres Erhitzen sozusagen unschädlich machen. Deshalb sollte man frische grüne Bohnen immer 12 bis 15 Minuten lang kochen oder dünsten. Es empfiehlt sich, etwas Bohnenkraut hinzuzufügen, um sie geschmacklich zu verfeinern. Dadurch wird jedes Bohnengericht schmackhafter und bekömmlicher. Auch Bohnen aus der Dose sollte man vorsichtshalber kurz in reichlich Wasser aufkochen.

Bohneneintopf mit Paprika

Zutaten *1 mittelgroße Zwiebel • 1 Knoblauchzehe • 300 g grüne Bohnen*
250 g Hähnchenbrustfilet • 2 rote Paprikaschoten • 2 Fleischtomaten
2 Tomaten • 1 EL kaltgepresstes Olivenöl • 1 EL Basilikum • 1 EL Thymian
1 EL scharfes Paprikapulver • Salz • Cayennepfeffer • Tabasco • 1/8 l Ge-
müsebrühe (Instant) (pro Person ca. 360 kcal)

Zube-reitung

1 Die Zwiebel und die Knoblauchzehe abziehen und in kleine Würfel schneiden.
2 Die Bohnen waschen und verlesen.
3 Das Hähnchenbrustfilet in Stücke schneiden.
4 Die Paprika waschen, entkernen und in Stücke schneiden.
5 Alle Tomaten waschen. Kurz in heißes Wasser tauchen, mit kaltem Wasser abschrecken und die Haut abziehen. Das Tomatenfleisch in kleinere Stücke schneiden.
6 In einem Topf das Öl erhitzen. Die Zwiebel- und die Knoblauchstücke darin anbraten. Das Hähnchenfleisch zufügen und ebenfalls anbraten. Anschließend das Fleisch wieder herausnehmen.
7 Die Paprika- und Tomatenstücke mit dem Basilikum und dem Thymian in den Topf geben und kurz andünsten. Mit scharfem Paprikapulver, ein wenig Salz und Cayennepfeffer abschmecken. Je nach Geschmack 1 bis 3 Tropfen Tabasco zufügen. Nochmals alles gut durchrühren.
8 Die Bohnen dazugeben. Das Ganze mit der Gemüsebrühe ablöschen und etwa 10 Minuten bei mittlerer Hitze kochen lassen.
9 Zum Schluss das Hähnchenfleisch unterrühren und weitere 5 Minuten garen.

Tipp

Statt der frischen Bohnen können Sie auch tiefgekühlte Bohnen nehmen, die im Zweifelsfall sogar noch mehr Nährstoffe enthalten als frische.

Soja

Die Sojabohne ist für die östlichen Kulturen seit jeher eines der wichtigsten Elemente in der Ernährung. Die verschiedenen Sojaprodukte spielen dort vor allem in der Kindererernährung eine große Rolle.

In unseren Breiten setzt sich Soja nur langsam durch – das Sojaprodukt Tofu wird in erster Linie von Vegetariern als Fleischersatz verzehrt. Über 90 Prozent der weltweiten Sojaernte werden als Viehfutter verwendet.

Herkunft

In China ist die Sojabohne seit Jahrtausenden eines der Grundnahrungsmittel neben Reis, Weizen, Hirse und Gerste. Von dort gelangte die Hülsenfrucht nach Japan, wo mit ihrem Einsatz die schlimmsten Hungersnöte eingedämmt werden konnten.

Erst vor etwa 200 Jahren wurde sie in Frankreich erstmals versuchsweise angebaut, womit ihr Einzug in Europa vollzogen war.

Unterschiede

Etwa 3000 Sorten von Sojabohnen soll es weltweit geben, was vor allem mit den unterschiedlichen klimatischen Bedingungen und der Bodenbeschaffenheit zu tun hat. Aus diesem Grund schwankt auch die Qualität der Sojaprodukte, die bei uns im Handel sind, sehr stark.

Wichtige Sojaprodukte sind Sojamilch, Tofu und Sojasauce. Sojamilch wird aus gequollenen und gemahlenen Bohnen gepresst, mit Vitaminen und Kalzium angereichert und dient kleinen Kindern als Kuhmilchersatz.

Tofu – eine aus Sojamilch hergestellte, quarkähnliche Masse – lässt sich sehr gut zu Beilagen verarbeiten.

Sojasauce ist als Würzmittel mittlerweile auch bei uns bekannt und sehr beliebt.

Eignung

Die Sojabohne kann zum Nahrungsmittel der Zukunft werden, da sie eines der gesündesten Lebensmittel überhaupt ist: Fast 40 Prozent beträgt der Anteil an hochwertigem Eiweiß, und trotz ihres hohen Fettgehalts (25 Prozent) ist sie cholesterinfrei. Magnesium, Kalzium und Kalium sind in der Bohne reichlich vorhanden. Auch Vitamine der B-Gruppe sowie Vitamin A fehlen nicht. Die Werte der Säure-Basen-Bilanz sind so außerordentlich gut, dass Soja für eine Entsäuerungskur fast unentbehrlich ist: Sojamehl +12,6, Sojagranulat +24,0, »Sojanüsse« +26,5, Sojareinlezithin +38,0.

Tofu Goreng mit Bambussprossen

Zutaten *200 g Tofu • 2 Knoblauchzehen • 2 EL kaltgepresstes Olivenöl*
4 Kartoffeln (etwa 300 g) • 200 g Bambussprossen (Dose) • 1/2 Zitrone
1 Messerspitze Chilipulver • 2 EL milde Sojasauce • 1/2 Salatgurke
etwas glatte Petersilie (pro Person ca. 420 kcal)

Zubereitung

1 Den Tofu aus der Packung nehmen, abtropfen lassen und würfeln. Die Knoblauchzehen abziehen und fein schneiden oder mit der Knoblauchpresse in eine Schüssel pressen. Die Tofuwürfel darin wälzen.
2 1 Esslöffel Öl in einer Pfanne erhitzen und die Tofuwürfel kurz auf beiden Seiten anbraten. Anschließend die Herdplatte wieder abschalten.
3 Die Kartoffeln schälen und in Scheiben schneiden.
4 In einer zweiten Pfanne das restliche Öl erhitzen und die Kartoffelscheiben darin braten, bis sie gar sind.
5 In der Zwischenzeit die Bambussprossen in Stücke schneiden.
6 Die Tofuwürfel und die Bambussprossen zu den gegarten Kartoffelscheiben geben und das Ganze auf kleiner Stufe unter häufigem Wenden langsam gar ziehen lassen.
7 Die Zitrone auspressen.
8 Aus dem restlichen Knoblauch, dem Chilipulver, dem Zitronensaft und der Sojasauce in einem separaten Gefäß eine feurige Sauce mischen.
9 Die Gurke schälen und mit der groben Gemüseraffel in dünne Scheiben schneiden.
10 Das heiße Tofu-Kartoffel-Gericht von der Kochstelle nehmen und auf zwei Tellern anrichten. Die Gurkenscheiben und die Sauce darüber geben. Die Portionen mit einigen Petersilienblättchen garnieren.

Tipp

Wer keine Bambussprossen mag, kann stattdessen Pilze, z. B. Champignons, verwenden.

Nudeln

In Deutschland sind Nudeln in allen Farben und Formen bekannt und beliebt. Sie sind die häufigste Beilage zu Saucengerichten. Für unsere Nudelherstellung werden meist Eier verwendet.

Herkunft

Mit Ausbreitung der italienischen Küche nach Mitteleuropa hat sich die Nudel aus Hartweizen einen hohen Marktanteil erkämpft – mit dem Ergebnis, dass bekannte deutsche Eiernudelhersteller inzwischen ein großes Sortiment an Hartweizennudeln anbieten. Auch in diesem Fall zeigt sich, dass der Tourismus die kulinarischen Gebräuche eines Landes stark verändern kann, ganz abgesehen von der Vielzahl italienischer Lokale in Deutschland.

Unterschiede

Der grundsätzliche Unterschied bei Eiernudeln ist die Mengenzusammensetzung der Rohstoffe: Entweder ist der Anteil an Ei (meist Flüssigei) oder der an Mehl höher. Bei nur aus Hartweizen hergestellten Nudeln unterscheidet man weiße Nudeln und Vollkornnudeln. Für Letztere wird aus dem ganzen Korn gemahlener Hartweizen verwendet. Die Formenvielfalt ist beeindruckend.

Außer den gängigen Sorten Spaghetti, Makkaroni und Spirelli werden heute beispielsweise auch Penne, Tagliatelle und Farfalle angeboten.

Aufbewahrung

Nudeln werden am besten in einem verschraubbaren Glasgefäß aufbewahrt.

Eignung

Die Säure-Basen-Bilanz ist weder schlecht noch gut, denn helle Nudeln zählen mit −5,9 und Vollkornnudeln mit −2,0 zu den eher neutralen Lebensmitteln. Eier- und weiße Hartweizennudeln enthalten, außer einem hohen Anteil an Glukose – was für Sportler von großer Bedeutung ist –, nur wenige Nährstoffe, denn bei der recht komplizierten Herstellung der Nudeln gehen diese fast alle verloren. Ganz anders sieht es bei Vollkornnudeln aus. Sie enthalten etwa zehn Prozent Ballaststoffe. Dies hat zur Folge, dass sie wesentlich langsamer verdaut werden, wodurch die Glukose und die anderen Nährstoffe weniger schnell in den Blutkreislauf gelangen. Auch die anderen Bestandteile des Getreides, wie Vitamine und Mineralstoffe, bleiben bei der Herstellung von Vollkornnudeln weitgehend erhalten.

Tomatenspaghetti

Zutaten *2 Tomaten • 2 Zwiebeln • 120 g Champignons • 1 TL kalt-gepresstes Olivenöl • 1/2 Döschen Tomatenmark • Oregano • frischer Pfeffer aus der Pfeffermühle • Salz • 100 g Vollkornspaghetti • 1 EL Parmesan (pro Person ca. 330 kcal)*

Zubereitung

1 Für die Sauce die Tomaten waschen, kurz mit heißem Wasser überbrühen, enthäuten und vierteln. Die Zwiebeln abziehen und in Ringe schneiden. Die Champignons mit der Bürste unter fließendem Wasser sauber bürsten und dann ebenfalls in Scheiben schneiden.

2 Öl in einer Pfanne erhitzen und die Zwiebelringe darin anbraten. Die Tomaten und die Champignons dazugeben, etwas Wasser zugießen und das Ganze 15 Minuten gar dünsten.

3 Das Tomatenmark darunter ziehen und kräftig mit Oregano, frischem Pfeffer und wenig Salz abschmecken. Die Tomatensauce noch weitere 5 Minuten ziehen lassen.

4 Wasser mit Salz in einem Topf zum Kochen bringen. Die Spaghetti hineingeben und bissfest garen (etwa 8 bis 10 Minuten).

5 Die Spaghetti auf zwei Teller verteilen und die Sauce darüber gießen. Zum Schluss etwas geriebenen Parmesan darauf verteilen.

Tipp

Dazu können Sie einen Gurkensalat servieren: Raffeln Sie 100 Gramm Salatgurke und 100 Gramm Rettich. Für die Salatsauce nehmen Sie 1 Esslöffel Distelöl, 1 Esslöffel Weinessig, Salz, Pfeffer und frischen Dill. Rühren Sie die Sauce cremig, und geben Sie diese dann über die Salatgurke und den Rettich.

Probieren Sie auch einmal andere Vollkornnudelformen aus. Das empfiehlt sich besonders, wenn Kinder mitessen. Sie haben großen Spaß daran.

Obst

Etwa 140 Kilogramm Obst werden in Deutschland pro Jahr und Person im Durchschnitt verzehrt – mit steigender Tendenz.

Herkunft

Obst ist nahezu auf der ganzen Welt bekannt. Es wächst entweder wild oder wird auf Plantagen gezüchtet. Geht man heute in unseren Städten auf einem großen Gemüsemarkt einkaufen, so ist das Angebot an exotischem und einheimischem Obst enorm. Diese Vielfalt ist hierzulande allerdings erst seit einigen Jahren selbstverständlich.

Unterschiede

Man teilt Obst in folgende Gruppen ein: Kern-, Stein- und Beerenobst, Südfrüchte, Schalenobst und Wildfrüchte. Neben frischem Obst ist auch getrocknetes Obst, wie beispielsweise Feigen und Rosinen, auf dem Markt erhältlich. Zum Obst zählen botanisch auch die Nüsse in ihren vielfältigen Formen und Arten.

Aufbewahrung

Die meisten Obstsorten sind bei niedriger Temperatur im Gemüsefach des Kühlschranks oder im kühlen, dunklen Keller für einige Zeit haltbar – wobei die Aufbewahrungsdauer bei den einzelnen Sorten stark variiert. So können Erdbeeren zu Hause maximal einen Tag aufbewahrt werden, während Zitrusfrüchte erst nach etwa einer Woche Schimmelpilzkulturen auf ihrer Oberfläche zeigen. Länger gelagertes Obst sollte genau auf Fäulniserscheinungen hin untersucht werden, bevor es verzehrt wird.

Eignung

Obst rangiert in der Säure-Basen-Tabelle durchweg im positiven Bereich, ist also basisch. Die Spanne reicht von +2,4 (Rote Johannisbeere) bis +27,5 (getrocknete Feigen), wobei Werte zwischen +4,0 und +8,0 am häufigsten vorkommen. Darüber hinaus hat Obst bekanntermaßen noch eine ganze Reihe von ernährungsphysiologischen Vorteilen. So sind in den einzelnen Obstsorten Vitamine, Mineralstoffe und Spurenelemente in unterschiedlichen Mengen enthalten. Speziell Kalzium und Eisen sind hier hervorzuheben. Zudem ist Obst besonders reich an Ballaststoffen. Einzig das Schalenobst, wie Nüsse auch bezeichnet werden, hat eine etwas andere Nährstoffzusammensetzung (siehe Seite 110). Genaueres zu ausgewählten Obstsorten finden Sie auf Seite 48 und Seiten 102ff.

Milchreis mit frischen Himbeeren

Zutaten *1 Prise Salz • 250 g Vollkornreis (Rundkorn) • 1 Päckchen Vanille-zucker • 1 l Milch • 2 EL Butter (etwa 20 g) • 300 g frische Himbeeren (pro Person ca. 380 kcal)*

Zube-reitung

1 Wasser mit Salz zum Kochen bringen. Den Reis waschen, in das kochende Wasser geben, nach etwa 4 Minuten in ein Sieb schütten und unter kaltem Wasser nochmals abspülen.

2 Den Vanillezucker in die Milch geben. Diese in einem größeren Topf erhitzen. Den Reis zufügen. Das Ganze etwa 30 Minuten auf mittlerer Stufe gar ziehen lassen. Zum Schluss die Butter unter den Reis mischen.

3 Die Himbeeren waschen und gut abtropfen lassen.

4 Den Milchreis etwas abkühlen lassen. Auf zwei Dessertschüsseln verteilen und die Himbeeren darüber geben.

Obstsalat mit exotischen Früchten

Zutaten *2 Kiwis • 1 Banane • 4 frische Feigen • 1/2 Honigmelone 1 Orange • 1/2 Zitrone • 1 EL geriebene Haselnüsse (pro Person ca. 160 kcal)*

Zube-reitung

1 Die Kiwis und die Banane schälen, in feine Scheiben schneiden und in eine Schale geben.

2 Die Feigen schälen und in kleine Stücke schneiden. Diese zu den Kiwi- und den Bananenscheiben geben.

3 Die Melone vierteln, entkernen und das Fruchtfleisch in kleine Stücke schneiden.

4 Die Orange und die Zitrone auspressen. Den Saft zum Obst geben und das Ganze 10 Minuten durchziehen lassen.

5 Die Haselnüsse über den Obstsalat geben.

Schnittlauch

Zwiebelgewächse erfreuen uns nicht nur durch ihre Farbenpracht während der Blüte, einige sind auch als Gewürz in der Küche sehr beliebt.

Herkunft

Um den Schnittlauch ranken sich alte Geschichten – so soll der römische Kaiser Nero bevorzugt Schnittlauch in Olivenöl verzehrt haben, um bei seinen Reden eine kräftige, geschmeidige Stimme zu haben. In Deutschland ist Schnittlauch eine der klassischen Zutaten für Salate und herzhafte Quarkspeisen.

Aufbewahrung

Schnittlauch sollte möglichst gleich nach der Ernte verarbeitet werden. Wer einen hohen Schnittlauchverbrauch hat, kauft ihn sich am besten im Blumentopf. So ist er jederzeit frisch verfügbar. Er wächst immer wieder nach.

Eignung

Schnittlauch hat mit +8,3 einen guten Wert in der Säure-Basen-Bilanz. Er fördert außerdem die Verdauung, er reinigt und entwässert den Organismus. In die Suppe und aufs Brot gestreut, kann Schnittlauch Salz ersetzen.

Knoblauch

Das kräftig riechende Zwiebelgewächs erfreut sich heute nach einer anfänglichen Zeit der Ablehnung in Deutschland wieder zunehmender Beliebtheit. Der unnachahmliche Geschmack als Gewürz und seine gesundheitsfördernde Wirkung für den Organismus haben schließlich dazu geführt, dass man sogar den strengen Geruch inzwischen dafür in Kauf nimmt.

Eignung

Knoblauch weist – wie Lauchgewächse überhaupt – gute Werte in der Säure-Basen-Bilanz auf. Darüber hinaus ist erwiesen, dass er das Immunsystem stärkt, das Blut flüssiger macht, also gegen eine verstärkte Blutgerinnung wirkt – was z.B. für Herzinfarktpatienten von erheblicher Bedeutung ist –, und er ist cholesterinsenkend. Wer Fleisch isst, sollte mit möglichst viel Knoblauch würzen oder ihn in größeren Stückchen in den Salat geben. Man sagt dem Knoblauch nach, dass er generell lebensverlängernd wirkt. Der Nachweis für diese These konnte allerdings noch nicht erbracht werden. Eines ist jedoch sicher – mit Knoblauch isst man gesünder!

Chinesisches Pfannengemüse

Zutaten *1 Stange Lauch • 1 Möhre • 150 g frischer Blattspinat • 1 Zwiebel • 2 Knoblauchzehen • 150 g frische Champignons • 200 g Rinderfilet (oder Hüftsteak) • Salz • 100 g Glasnudeln • 2 EL Sesam • 2 EL Sesam- oder Distelöl • flüssiger Süßstoff • frischer Pfeffer aus der Pfeffermühle 2 EL Sojasauce • eventuell 1 EL Leitungswasser • 1 Bund Schnittlauch (pro Person ca. 520 kcal)*

Zubereitung

1 Den Lauch und die Möhre waschen und in Streifen schneiden, Spinat waschen und verlesen.
2 Die Zwiebel und die Knoblauchzehen abziehen. Die Zwiebel in Ringe schneiden, die Knoblauchzehen fein hacken.
3 Die Champignons unter fließendem Wasser sauber bürsten und anschließend in Scheiben schneiden.
4 Das Rinderfilet (oder Hüftsteak) in dünne Scheiben schneiden.
5 Wasser mit Salz aufsetzen. Wenn es kocht, die Glasnudeln zufügen und etwa 4 Minuten gar ziehen lassen.
6 Den Sesam ohne Fett in einer Pfanne anrösten und wieder herausnehmen. Anschließend in derselben Pfanne 1 Esslöffel Öl erhitzen und unter Wenden die Rindfleischstreifen kräftig anbraten. Das Fleisch aus der Pfanne nehmen.
7 Das Gemüse in die Pfanne geben und mit dem restlichen Öl anbraten. Mit 2 Spritzern Süßstoff, Salz, Pfeffer und der Sojasauce kräftig würzen. Das Ganze etwa 5 Minuten lang kochen lassen, eventuell 1 Esslöffel Wasser zufügen.
8 Die gegarten Glasnudeln und das Fleisch hineingeben. Alles nochmals gut verrühren.
9 In der Zwischenzeit den Schnittlauch waschen und in feine Röllchen schneiden.
10 Das Pfannengemüse auf zwei Tellern anrichten. Sesam und Schnittlauchröllchen darüber streuen.

Zwiebeln

Die Zwiebel ist – wie Schnittlauch und Knoblauch – ein Spross der Familie der Zwiebelgewächse. Sie findet in den Küchen der ganzen Welt Verwendung.

Herkunft

Die Zwiebel ist uns als Zutat sehr vertraut und aus unseren Mahlzeiten kaum wegzudenken. Und doch sind nicht europäische Länder, sondern höchstwahrscheinlich die Gebirgsregionen Afghanistans, Pakistans und des Iran die Heimat der Zwiebel. Dort ist sie heute noch in ihrer Ursprungsform zu finden. Nach Mitteleuropa kam sie in der Antike über Griechenland, wo sie zu Fleisch und Fisch gegessen wurde. Im Mittelalter wurde sie wegen ihrer desinfizierenden Wirkung gegen Pest und Cholera eingesetzt.

Unterschiede

Zwiebeln gibt es – als Züchtungen – in den verschiedensten Formen und Farben. Von Violett über Hellbraun bis Weiß reicht die Farbpalette der Schalen. Eine Speisezwiebel kann so groß sein wie ein Apfel oder kaum größer als eine Kirsche. Auch geschmacklich gibt es Unterschiede: Manche sind eher mild, manche (vor allem roh) beißend scharf.

Aufbewahrung

An einem nicht zu warmen, schattigen Platz können Zwiebeln mehrere Wochen gelagert werden.

Eignung

Die Zwiebel ist der beste Beweis dafür, dass etwas, was scharf und beißend schmeckt, durchaus basisch sein kann. Denn die Zwiebel hat mit +3,0 einen sehr guten Säure-Basen-Wert. Ihre eigentliche Bedeutung für die Gesundheit liegt aber in der Wirkung der Senföle, die das Wachstum von Pilzen und Bakterien bekämpfen und die auch äußerlich bei Verletzungen antiseptisch wirken. Zudem wirken Zwiebeln vorbeugend und heilend bei grippalen Infekten, Schnupfen, Störungen im Fettstoffwechsel, Wurmerkrankungen im Darm, Bronchitis und Ohrenschmerzen. Das bekannte Tränen beim Schneiden oder Hacken von Zwiebeln ist zwar lästig, hat aber für die Augen den Vorteil, dass sie wieder einmal gut durchgespült werden.

Hinweis

Zwiebeln sollten erst kurz vor der Verwendung geschnitten bzw. gehackt werden. Die in ihnen enthaltenen ätherischen Öle sind sozusagen flüchtig, sie verdunsten schnell.

Kartoffel-Zwiebel-Pfanne mit Hackfleisch

Zutaten *250 g fest kochende Kartoffeln • 250 g Zwiebeln • 1 Knoblauchzehe • 2 Tomaten • 1 EL kaltgepresstes Olivenöl • 250 g Rinderhackfleisch • scharfes Paprikapulver • Salz • frisch gemahlener Pfeffer aus der Pfeffermühle • 1 EL Thymian • 1/4 l Gemüsebrühe (Instant) (pro Person ca. 580 kcal)*

Zubereitung

1 Die Kartoffeln mit der Schale je nach Größe 25 bis 30 Minuten lang gar kochen. Anschließend abkühlen lassen, die Schale abpellen und die Kartoffeln in Scheiben schneiden.

2 Die Zwiebeln und die Knoblauchzehe abziehen. Die Zwiebeln in Ringe schneiden, die Knoblauchzehe mit dem Messer fein hacken oder mit Hilfe einer Knoblauchpresse zerkleinern.

3 Die Tomaten waschen und heiß überbrühen. Anschließend in kaltem Wasser abschrecken und die Haut entfernen. Das Tomatenfleisch in kleine Stücke schneiden.

4 Das Öl in einer großen Pfanne erhitzen und das Hackfleisch darin anbraten.

5 Die Zwiebelringe, den gepressten Knoblauch und die Gewürze sowie den Thymian zufügen. Nun die Gemüsebrühe hineingießen und alles bei mittlerer Hitze etwa 10 Minuten leicht kochen lassen.

6 Die Kartoffelscheiben und die Tomatenstücke in die Pfanne geben und das Ganze weitere 5 Minuten lang garen.

Tipp

Wenn Sie auf überflüssige Kalorien bei den Mahlzeiten verzichten möchten, können Sie statt des Rinderhackfleischs auch Hackfleisch aus Hähnchen- oder Putenbrustfilet verwenden. Geben Sie das Geflügelfleisch einfach selbst in den Fleischwolf (sofern vorhanden), oder lassen Sie es sich von einem freundlichen Metzger zubereiten.

Essig

Essig entsteht auf natürliche Weise, wenn alkoholhaltige Getränke sauer werden. Lässt man z. B. Wein eine Zeit lang bei 20 bis 25 °C offen stehen, wird er in fünf bis sechs Wochen zu Essig. In der Luft befinden sich Essigsäurebakterien, die den Alkohol in Essigsäure umwandeln. Aus dem Wein ist Weinessig geworden.

Herkunft

Seit Jahrtausenden wird Essig zum Würzen von Speisen und zum Konservieren von Nahrungsmitteln verwendet. In Ägypten, Assyrien und Babylon hat man ihn gekannt und geschätzt, noch bevor es andere flüssige Würzzutaten gab.

Unterschiede

Die Vielfalt der auf dem Markt angebotenen Essige ist enorm: Essig aus Wein, Branntwein und in allen Geschmacksrichtungen Most (wie z. B. Apfelessig) sind die Hauptsorten. Der edelste ist echter Weinessig, z. B. Rotwein- oder Weißweinessig. Fehlt auf dem Flaschenetikett das Wort »echt«, so handelt es sich um Weinessig, der mit Branntweinessig verschnitten wurde, wobei der genaue Anteil angegeben sein muss. Diese Essige sind die Grundlage für viele aromatisierte Essigvarianten. Zu ihnen zählen u. a. Sherryessig, Balsamicoessig, Himbeeressig, Estragonessig und Kräuteressig.

Aufbewahrung

Essig sollte man immer gut verschlossen in kühlen, möglichst dunklen Räumen aufbewahren.

Eignung

Essigsäuren sind zwar mittelstarke Säuren, von denen aber nach einem bestimmten Stoffwechselprozess im Körper nur Basen zurückbleiben. Einen genauen Wert in der Säure-Basen-Bilanz kann man nicht bestimmen, weil die Säurekonzentration in den verschiedenen Essigsorten stark variiert. So kann der Essigsäuregehalt zwischen 5 und 15 Prozent liegen.

Essig ist reich an Mineralstoffen und Spurenelementen, besonders an Kalium, Magnesium und Zink. Im Apfelessig sind so genannte Tannine enthalten, die zusammen mit der Essigsäure das Wachstum von schädlichen Bakterien im Darm hemmen. Auch äußerlich angewendet hat Essig heilende Wirkungen. Heiße Essigumschläge vertreiben Blähungen, Waschungen mit Essigwasser wirken belebend.

Salat Niçoise

Zutaten *1 Ei • 8 grüne Salatblätter • je 1 rote und grüne Paprikaschote 3 Tomaten • 8 Radieschen • 8 schwarze Oliven • 2 Sardellenfilets 2 EL Balsamicoessig • 2 EL kaltgepresstes Olivenöl • frisch gemahlener weißer Pfeffer aus der Pfeffermühle • Salz • 2 Vollkornsemmeln oder 2 Scheiben Vollkornbrot (pro Person ca. 440 kcal)*

Zubereitung

1 Das Ei hart kochen, in kaltem Wasser abschrecken und abkühlen lassen. Dann in Scheiben schneiden.
2 Eine Salatschüssel mit den gewaschenen grünen Salatblättern auslegen.
3 Die Paprikaschoten waschen, entkernen und in kurze Streifen schneiden.
4 Die Tomaten waschen und je nach Größe vierteln oder achteln. Auf den Salatblättern dekorativ anrichten.
5 Die Radieschen waschen und in dünne Scheiben schneiden. Die Radieschenscheiben und die schwarzen Oliven auf die Tomaten geben.
6 Für die Salatsauce die Sardellenfilets mit Essig, Öl, frischem weißen Pfeffer und Salz zu einer geschmeidigen Sauce verrühren. Die Sauce über den Salat gießen.
7 Zum Schluss den Salat mit den Eierscheiben garnieren. Dazu die Vollkornsemmel bzw. die Brotscheiben servieren.

Tipp

Gut möglich, dass einige die Vollkornsemmeln als Beilage zum Salat Niçoise als regelrechten Stilbruch empfinden. Wer also meint, während seiner Entsäuerungskur einmal eine Ausnahme machen zu können, der greife auf ein Baguette zurück.
Würde in einer Salatsauce Essig nicht mit Öl abgemildert, könnte die Essigsäure die wertvollen Pflanzenenzyme in den Salatblättern zerstören. Salate sollten also immer ein Pflanzenöl enthalten.

Rettich

Rettich ist vor allem in Süddeutschland eine beliebte Beilage. In bayrischen Biergärten ist er ein absolutes Muss. Rettich wird meist kalt gegessen.

Herkunft

Diese Essgewohnheit steht im Gegensatz zur Zubereitung in der Heimat des Rettichs, dem Fernen Osten. So werden in China die vielen Sorten des Rettichs meist geschmort. Der Rettich nahm den langen Weg über Ägypten, Griechenland und Italien nach Mitteleuropa, wo die Germanen wegen des günstigen Klimas riesige Rettiche ernten konnten.

Unterschiede

Von den Rübengewächsen werden bei uns hauptsächlich zwei Arten angeboten: der große weiße Bierrettich und die knallroten Radieschen. Daneben sind auch bei uns heutzutage eine Reihe von anderen Rettichsorten, z.B. der schwarze Rettich, auf dem Markt, die immer häufiger gekauft werden, weil sie feiner und exotischer aussehen als der oft gewaltig große Bierrettich.

Aufbewahrung

Rettiche sind durchaus einige Wochen haltbar, wenn sie kühl und trocken, am besten in ein feuchtes Tuch gehüllt, gelagert werden. Zu lange sollten Sie Rettich jedoch nicht aufbewahren, weil er sonst innen holzig wird.

Eignung

In der Säure-Basen-Bilanz hat der Rettich einen traumhaften Wert: +39,4! Er ist damit der Spitzenreiter unter allen basischen Lebensmitteln. Überhaupt sagt man ihm viele gesundheitsfördernde Wirkungen nach. Andererseits haben einige Retticharten aus bestimmten Gegenden nach neuesten wissenschaftlichen Untersuchungen hohe Nitratwerte. Wer kein Freund des Rettichs ist, kann im Übrigen auch Rettichsaft trinken. Seit Jahrtausenden wird der herausgepresste Rettichsaft zur Heilung von Erkrankungen der Atemwege, bei Gallenblasenbeschwerden und Leberleiden verabreicht. Auch die sexuelle Lust soll angeblich durch den Rettich gefördert werden, denn er enthält einen hohen Anteil der Aminosäure Histidin, die zum Liebeshormon Histamin wird. Menschen mit empfindlichem Magen können den Rettich oft nicht vertragen. Er ist schwer verdaulich, deshalb muss er immer gut gekaut werden. Ansonsten kann es zu starken Blähungen kommen.

Rettich mit Brot

Zutaten *300 g Rettich (oder Radieschen) • 2 Scheiben Vollkornbrot
2 Scheiben Roggenbrot • 2 EL (20 g) Butter (pro Person ca. 370 kcal)*

Zubereitung

1 Den Rettich (oder die Radieschen) schaben, waschen und in dünne Scheiben schneiden. Nicht oder nur wenig salzen.
2 Die Brote mit Butter bestreichen. Den Rettich zu den Broten essen.

Rettichsalat

Zutaten *350 g weißer Rettich • 2 EL Distelöl • 3 EL Essig (z. B. Weißweinessig) • 1 Bund frische glatte Petersilie • Salz • frisch gemahlener Pfeffer aus der Pfeffermühle (pro Person ca. 120 kcal)*

Zubereitung

1 Die Rettiche schaben, waschen und in dünne Scheiben schneiden oder auch auf der groben Gemüseraffel reiben.
2 Die Rettichscheiben gleichmäßig mit Öl und Essig beträufeln.
3 Die Petersilie waschen, fein hacken und unter die Rettichscheiben mischen.
4 Den Salat mit Salz und frischem Pfeffer gut abschmecken und am besten gleich essen.

Tipp

Wenn die Saison es erlaubt, verwenden Sie am besten die ersten kleinwüchsigen Rettiche, die auch Eiszapfen genannt werden. Sie schmecken besonders zart. Geschmacklich gut zusammen passen Rettiche und Äpfel, vor allem wenn man eine eher säuerliche Apfelsorte wählt. Statt einer Marinade aus Essig und Öl empfiehlt es sich, etwas flüssige Sahne für die Zubereitung zu verwenden.

Tomaten

Die Nachtschattengewächse sind aus der Küche einfach nicht mehr wegzudenken, so vielseitig einsetzbar sind die meist leuchtend roten Gemüsefrüchte.

Herkunft

Die Azteken haben vermutlich mit dem Anbau der Tomaten begonnen. Man sagt, dass Kolumbus auf seiner zweiten Fahrt nach Amerika über das Gewächs »gestolpert« sei und es nach Europa gebracht habe. Ob dies tatsächlich so war, sei dahingestellt, die Tomate trat jedenfalls um diese Zeit ihren Siegeszug in Europa an. Sie wurde im Lauf der Jahrhunderte zu einem wohlschmeckenden Gemüse umgezüchtet, denn die südamerikanischen Originale sollen klein und ziemlich bitter gewesen sein.

Unterschiede

Ziel von Züchtungen ist es, zu einer möglichst großen Vielfalt zu kommen. So gibt es mittlerweile auch bei den Tomaten kleine und faustgroße, feste und weiche, süße und saure Sorten zu kaufen. Einen Tiefstand auf der Beliebtheitsskala musste die Tomate hinnehmen, als sie in Holland immer größer, heller und wasserhaltiger gezüchtet wurde. Erfreulicherweise konnten diese Tomaten die Sorten aus Deutschland oder den Mittelmeerländern nicht verdrängen, sondern erlitten einen massiven Einbruch auf dem deutschen Markt. Die Verbraucher lassen sich zum Glück nicht mehr alles gefallen. Seither sind die etwas kleineren, aber sehr viel geschmackvolleren deutschen Tomaten wieder auf dem Vormarsch.

Aufbewahrung

Tomaten dürfen nicht in der Nähe anderer Gemüsesorten gelagert werden, weil sie ein Gas absondern, das anderes Gemüse bleicht und ihm den Geschmack nimmt.

Eignung

Tomaten haben – egal, wie süß oder sauer sie schmecken – mit +13,6 einen ziemlich guten Wert auf der Säure-Basen-Skala. Sie sind nicht nur basisch, sondern sie neutralisieren auch Säuren im Körper.

Außerdem sind sie reich an Vitamin C, das allerdings beim Kochen verloren geht. Auch Folsäure ist in hohem Maß vorhanden, sie verbessert die Verwertung von Eisen und Vitamin C. Der höchste Anteil an Vitamin C ist in den kleinsten Tomaten, den Cocktailtomaten, enthalten.

Tomaten mit Mozzarella

Zutaten *4 große Fleischtomaten (oder 6 Eiertomaten) • 200 g Mozzarellakäse • 2 EL kaltgepresstes Olivenöl • 1 EL Weißwein- oder Balsamicoessig • Salz • frischer schwarzer Pfeffer aus der Pfeffermühle • 1 Bund frisches Basilikum (pro Person ca. 340 kcal)*

Zubereitung

1 Die Tomaten waschen, abtupfen und in Scheiben schneiden.
2 Den Mozzarellakäse aus der Lake nehmen, abtropfen lassen und ebenfalls in Scheiben schneiden.
3 Auf einem Teller Tomaten- und Mozzarellascheiben dachziegelartig übereinander anrichten.
4 Öl, Essig, Salz und Pfeffer zu einer Salatsauce verrühren. Diese über die Tomaten- und Mozzarellascheiben gießen.
5 Basilikumblätter waschen, grob hacken und über den Salat geben.

Tomatenvollkorntoast

Zutaten *1 Fleischtomate • 1 Zwiebel • 2 Scheiben magerer gekochter Schinken • 4 Scheiben Vollkorntoast • frischer Pfeffer aus der Pfeffermühle Knoblauchsalz • 20 g geriebener Emmentaler Käse (pro Person ca. 300 kcal)*

Zubereitung

1 Die Tomate waschen und in 4 Scheiben schneiden.
2 Die Zwiebel abziehen und in hauchdünne Ringe schneiden.
3 Je 1 Schinkenscheibe, 2 Tomatenscheiben und 2 bis 3 Zwiebelringe auf einen Vollkorntoast legen. Nach Geschmack mit frischem Pfeffer und Knoblauchsalz würzen. Anschließend den geriebenen Käse darauf streuen.
4 Im vorgeheizten Backofen bei 175 °C ca. 15 Minuten überbacken.

Sellerie

Spricht man(n) von Sellerie, denken die meisten nur noch an das Eine … Dabei konnte die Steigerung der Manneskraft, die dem Sellerie nachgesagt wird – im Gegensatz zu anderen positiven Eigenschaften, die für diese Gemüsesorte typisch sind –, bislang wissenschaftlich nicht nachgewiesen werden.

Herkunft

Der Sellerie nahm seinen weiten Weg über Ägypten, Griechenland und Italien nach Mitteleuropa. Die alten Griechen sollen ihren Wettkampfsiegern Kronen aus Selleriegrün auf das Haupt gesetzt, die Römer den im Krieg Gefallenen Blätter und Stiele des Selleries ins Haar geflochten haben. Im Mittelalter wurde Sellerie in den Klostergärten als Heilpflanze kultiviert.

Unterschiede

Der Knollen-, der Stangen- und der Blattsellerie sind die bei uns heimischen Hauptvertreter ihrer Gattung.
Im Geschmack sind die einzelnen Sorten recht unterschiedlich, denn sie haben jeweils eine völlig andere Fruchtkonsistenz. Knollen- und Stangensellerie sind auch roh ein angenehm schmeckendes Gemüse, wobei der Stangensellerie der aromatischere von beiden ist. Der Blattsellerie eignet sich nicht zum rohen Verzehr.

Aufbewahrung

Knollensellerie hält sich im Gemüsefach des Kühlschranks einige Wochen. Stangen- und Blattsellerie sollten möglichst frisch zubereitet werden. Rohe Reste können, in ein feuchtes Tuch gewickelt, im Gemüsefach bis zum nächsten Tag gelagert werden.

Eignung

Sellerie hat mit +13,3 einen guten Säure-Basen-Bilanzwert und wirkt zudem alkalisch im Magen, d.h., er fördert die Neutralisierung der Magensäure. Als besonders beachtlich gelten die in ihm enthaltenen Terpene, die die Pflanze vor schädlichen Bakterien und Pilzen schützen. Diese Funktion üben Terpene auch im Körper aus, indem sie im Rachen- und Mundraum schädliche Bakterien abtöten und im Darm und in der Leber die Aktivität von entgiftenden Enzymen unterstützen. Sellerie ist für jede Art innerer Reinigung gut geeignet. Beim Knollensellerie sind die Blätter die Lagerstätten von Vitaminen und Mineralien. Sie sollten deshalb immer mitverwendet werden (z. B. in einer Suppe).

Waldorf-Salat

Zutaten *1 Zitrone • 2 bis 3 mittelgroße Äpfel (oder Birnen) • 1 Stangen-sellerie • 50 g Knollensellerie • 40 g Walnüsse • etwas flüssiger Süßstoff 2 Scheiben Vollkorntoast (pro Person ca. 530 kcal)*

Zube-reitung

1 Die Zitrone auspressen.
2 Die Äpfel (bzw. Birnen) schälen und würfeln. Um zu verhindern, dass die Obststücke braun werden, sofort mit dem Zitronensaft beträufeln.
3 Den Stangensellerie in feine Scheiben schneiden und zu dem Obst geben.
4 Die Sellerieknolle raspeln, die Walnüsse fein hacken. Beides unter die Obstwürfel mischen.
5 Den Salat mit flüssigem Süßstoff abschmecken.
6 Die beiden Scheiben Vollkorntoast nach Geschmack toasten und zum Salat servieren.

Geschmorter Knollensellerie

Zutaten *500 g Fleischtomaten • 250 g Knollensellerie • 1 Zwiebel 1 Knoblauchzehe • 2 EL kaltgepresstes Olivenöl • 2 EL Balsamicoessig 3 Salbeiblätter • 1 TL Rosmarin • frischer Pfeffer aus der Pfeffermühle Salz • flüssiger Süßstoff (pro Person ca. 360 kcal)*

Zube-reitung

1 Tomaten waschen, heiß überbrühen, mit kaltem Wasser abschrecken und enthäuten.
2 Den Sellerie schälen und in Scheiben schneiden. Die Zwiebel und die Knoblauchzehe abziehen und würfeln.
3 Das Öl in einer Pfanne erhitzen und die Sellerie-scheiben 4 Minuten darin anbraten. Die Zwiebel- und Knoblauchwürfel dazugeben.
4 Den gehackten Salbei, die Tomaten, die Gewürze und den Essig dazugeben. Mit Pfeffer, Salz und Süß-stoff abschmecken und etwa 45 Minuten garen lassen.

Spargel

Das Liliengewächs war früher in vielen Kulturen ein anerkanntes Heilmittel im Einsatz gegen die verschiedensten Krankheiten und Beschwerden. Heute wird Spargel vor allem seiner entwässernden und natürlich seiner kulinarischen Vorzüge wegen geschätzt.

Herkunft

In China war er, vermutlich als wilder Spargel, die bevorzugte Heilpflanze gegen Harnverhaltung, Husten und Geschwüre. Im Mittelalter gelangte er zu uns. Die Römer waren die Ersten, die in Europa Spargel züchteten.
In Deutschland wurde Spargel sogar ins amtliche Arzneibuch aufgenommen. Man konnte ihn zur damaligen Zeit in allen Apotheken käuflich erwerben.

Unterschiede

Zwei Sorten befinden sich heute auf dem Markt: der weißlich helle mit einer grünlich violetten Spitze und – in den letzten Jahren in verstärktem Maß – der grüne Spargel.

Aufbewahrung

Frischer Spargel sollte möglichst gleich nach der Ernte oder dem Kauf zubereitet und gegessen werden. Sollte dies einmal nicht möglich sein, kann man ihn – in ein angefeuchtetes Tuch gewickelt – auch bis zum nächsten Tag aufbewahren.

Eignung

In der Säure-Basen-Bilanz nimmt Spargel mit +1,1 einen neutralen Wert ein. In Verbindung mit Kartoffeln beispielsweise ergibt sich aber ein ausgezeichneter Mix an Vitaminen, Ballast- und Mineralstoffen und eine basisch wirkende Mahlzeit. Spargel ist somit ein erstklassiger Lieferant an Ballaststoffen bei einem extrem niedrigen Kalorienwert. Auch Kalium kommt in einem hohen Anteil vor (207 Milligramm pro 100 Gramm Spargel), womit er für eine gute Ernährung der Muskeln sorgt.
Wasseransammlungen im Gewebe und akute Nierenerkrankungen werden durch die im Spargel enthaltene Aminosäure Asparagin gelindert. Die Nierentätigkeit wird angeregt und der Körper schnell entwässert. Bereits eine halbe Stunde nach dem Essen ist der typische Geruch dieses Stoffs auf der Toilette zu riechen – so effektiv werden die Nieren angeregt und durchgespült. Für chronisch Nierenkranke ist diese Radikalkur allerdings nicht geeignet, weshalb sie Spargel eher meiden sollten.

Überbackener Spargelauflauf

Zutaten *750 g weißer oder grüner Spargel • 200 ml Wasser • 1 TL Butter • 1 Prise Zucker • 1 Prise Salz • 2 EL Crème fraîche • 2 Eigelbe • 4 EL geriebener Emmentaler Käse • 2 EL Mandelblättchen (pro Person ca. 340 kcal)*

Zubereitung

1 Den Spargel waschen und schälen. Beim grünen Spargel reicht es aus, wenn man nur das untere Drittel schält.

2 Das Wasser zusammen mit der Butter, dem Zucker und dem Salz zum Kochen bringen. Den Spargel hineingeben und zugedeckt etwa 10 bis 12 Minuten gar ziehen lassen.

3 Eine feuerfeste Auflaufform leicht einfetten. Den Spargel aus dem Kochwasser nehmen, abtropfen lassen und in die Auflaufform geben.

4 Das Spargelwasser weiterkochen lassen, bis die Flüssigkeit eingedickt ist.

5 In der Zwischenzeit die Crème fraîche mit den beiden Eigelben cremig rühren. Die Eimasse vorsichtig in das eingedickte Spargelwasser rühren.

6 Die Sauce über den Spargel gießen. Das Ganze mit dem geriebenen Emmentaler und den Mandelblättchen bestreuen.

7 Die Auflaufform auf die mittlere Schiene des vorgeheizten Backofens schieben und bei 225 °C etwa 10 bis 12 Minuten überbacken, so lange, bis der Käse eine goldbraune Kruste gebildet hat.

Tipp

Wenn die Spargelsaison vorüber ist: Scheuen Sie sich nicht, auf tiefgekühlten Spargel zurückzugreifen. Er ist im Geschmack ähnlich gut wie frischer und enthält (mindestens) ebenso viele Nährstoffe wie dieser.
Ob Sie weißen oder grünen Spargel verwenden, ist in erster Linie eine Geschmacksfrage. Viele lieben immer noch den feinen weißen, andere haben auch den etwas kräftigeren Grünspargel schätzen gelernt.

Hülsenfrüchte

Hülsenfrüchte galten lange Zeit als eher deftiges, nahrhaftes Nahrungsmittel, bis sich ihrer vor einigen Jahren einige Spitzenköche annahmen und ihnen zu ganz neuen kulinarischen Ehren verhalfen.

Herkunft

Man nimmt an, dass Hülsenfrüchte die ersten Pflanzen überhaupt waren, die kultiviert wurden. Funde aus der Übergangsphase von der Steinzeit zur Bronzezeit lassen jedenfalls darauf schließen. Nach dieser Theorie wurden sie zusammen mit Hafer und Gerste angebaut, wobei Letztere den Schutz vor Wind und Wetter durch die robusten Hülsenfrüchtepflanzen genossen. Ihnen dürfte es im Lauf der Jahrtausende zu verdanken sein, dass nicht ganze Völker durch Hungersnöte ausstarben, weil sie auch unter ungünstigen klimatischen Bedingungen gedeihen.

Unterschiede

Hülsenfrüchte gibt es bei uns und in fernen Ländern in einer enorm großen Vielfalt an Formen und Farben. Sie sind vor allem in getrockneter Form, aber auch frisch bzw. in Dosen erhältlich. Die in Deutschland am häufigsten verzehrten Hülsenfrüchte sind Linsen, grüne Erbsen, Kidneybohnen, Kichererbsen und weiße Bohnen.

Aufbewahrung

Frische Hülsenfrüchte sollten alsbald verbraucht werden, dagegen sind getrocknete fast unbegrenzt haltbar.

Eignung

Hülsenfrüchte haben im Allgemeinen eine gute Säure-Basen-Bilanz: Linsen +6,0, weiße Bohnen +12,1, frische Erbsen +5,1. Sehr gut passt dazu die Eigenschaft, dass sie mit einem Anteil von mehr als 20 Prozent die besten Eiweißlieferanten unter den Pflanzen sind. Zudem sind sie mit vielen Ballaststoffen gesegnet, wobei die Kidneybohnen mit 19,3 Gramm und die weißen Bohnen mit 18,0 Gramm pro 100 Gramm Spitzenstellungen einnehmen.

Hinweis

Den Hülsenfrüchten fehlen einige wichtige essenzielle Aminosäuren. Dieser Mangel muss natürlich nicht unbedingt innerhalb einer Mahlzeit ausgeglichen werden, aber im Speiseplan einer ganzen Woche sollte diese Tatsache auf jeden Fall Berücksichtigung finden.

Erbsensuppe

Zutaten *250 g junge frische Erbsen in Schoten • 1/2 Zwiebel • frisches Basilikum • 1 EL Butter 3/4 l Gemüsebrühe (Instant) • 3 EL süße Sahne Salz (pro Person ca. 240 kcal)*

Zubereitung

1 Die Erbsen auspalen und waschen.
2 Etwas Wasser zum Kochen bringen, die gewaschenen Schoten darin weich kochen und durch ein Sieb passieren.
3 Die Zwiebel abziehen und vierteln. Die Basilikumblätter waschen und grob hacken.
4 Die Butter in einem Topf zerlassen und die Zwiebel darin anbraten. Die Basilikumblätter zufügen.
5 Anschließend das Ganze mit der Gemüsebrühe ablöschen, aufkochen lassen und die Erbsen darin weich kochen.
6 In der Zwischenzeit die Sahne halbfest schlagen. Die durchpassierten Schoten und etwas Salz dazugeben und unter die Erbsensuppe mischen.

Weißer Bohnensalat

Zutaten *250 g weiße Bohnen • 1 TL getrocknetes Bohnenkraut 1 kleine Zwiebel • 1 EL Distelöl • 1 EL Rotweinessig • frisch gemahlener Pfeffer aus der Pfeffermühle • Salz (pro Person ca. 300 kcal)*

Zubereitung

1 Die Bohnen über Nacht in Wasser einweichen und sie dann in Wasser zusammen mit dem Bohnenkraut weich kochen.
2 In der Zwischenzeit die Zwiebel abziehen, fein hacken und mit dem Öl, dem Essig und den Gewürzen vermischen. Etwas Bohnenwasser zufügen.
3 Das Ganze über die Bohnen gießen und etwa 30 Minuten lang ziehen lassen.

Mais

In den USA ist Mais nicht nur in Form von Cornflakes sehr beliebt, in Lateinamerika ist er sogar Grundnahrungsmittel. Durch den wachsenden Einfluss der amerikanischen Küche in Europa kommt auch bei uns Mais immer öfter auf den Tisch. Ansonsten wird der in Europa angebaute Mais zum größten Teil an das Vieh verfüttert. Er dient im Anbau auf mit Gülle überdüngten Feldern als »Stickstofffresser«.

Herkunft

Neben vielen anderen fremden Pflanzen brachte Kolumbus von seinen ausgedehnten Entdeckungsreisen auch den Mais von Amerika nach Europa. Es dauerte jedoch sehr lange, bis er planmäßig kultiviert wurde. Angesichts der Tatsache, dass sich Azteken, Mayas und Inkas jahrtausendelang davon ernährten, verwundert dies etwas.

Unterschiede

Es gibt Maissorten, die nahezu gigantisch groß werden und deren Kolben eine Länge von bis zu 40 Zentimeter erreichen können. Bei Zwergarten dagegen werden die Pflanzen nur knapp einen Meter hoch, und auch die Kolben sind entsprechend klein.

Aufbewahrung

Mais kann in getrockneter Form monatelang gelagert werden. Dagegen halten sich frische Maiskolben im Gemüsefach des Kühlschranks nur wenige Tage. Unproblematisch in der Aufbewahrung ist natürlich Dosenware.

Eignung

Auch wenn für Mais keine Säure-Basen-Bilanzwerte vorliegen, ist er mit seinem hohen Anteil an Mineralstoffen sicherlich ein gesunder Bestandteil einer Mahlzeit. Sein großer Vorteil ist, dass er bis zu 60 Prozent Kohlenhydrate enthält, also sehr sättigend ist. Manche Menschen sind auf das in anderem Getreide vorkommende Klebereiweiß (Gluten) allergisch – für sie ist der glutenfreie Mais eine hervorragende Alternative.

Hinweis

Zwar ist bei uns das Interesse an Mais noch nicht besonders ausgeprägt, dennoch sei darauf hingewiesen, dass das im Mais vorhandene Niazin im menschlichen Organismus nicht gelöst werden kann. Einseitige Ernährung mit Mais würde deswegen zu Hautproblemen und Störungen im Magen-Darm-Trakt sowie im Nervensystem führen.

Gegrillter Mais

Zutaten *2 frische Maiskolben • 2 EL Butter • Salz • Knoblauchsalz
Alufolie (pro Person ca. 110 kcal)*

**Zube-
reitung**

1 Die Butter aus dem Kühlschrank nehmen und bei
Zimmertemperatur weich werden lassen.
2 Die Blätter von den Maiskolben entfernen.
3 Die Maiskolben mit der weichen Butter von allen
Seiten bestreichen. Sparsam Salz und Knoblauchsalz
darauf streuen.
4 2 größere Alufolienstücke abschneiden und den
Mais darin locker einwickeln.
5 Die eingewickelten Maiskolben auf dem Rost eines
Gartengrills oder im Grill des Backofens (220 °C) etwa
30 Minuten lang garen lassen.

Kidneybohnensalat mit Mais

Zutaten *150 g Kidneybohnen (Dose) • 100 g Maiskörner (Dose)
2 Tomaten • 1 kleine Zwiebel • 1 EL Sonnenblumenöl • 1 EL Rotweinessig
frischer Pfeffer aus der Pfeffermühle • Salz • 1/2 Bund glatte Petersilie
(pro Person ca. 220 kcal)*

**Zube-
reitung**

1 Kidneybohnen und Maiskörner waschen und gut
abtropfen lassen.
2 Die beiden Tomaten waschen und vierteln.
3 Die Zwiebel abziehen und in kleine Stückchen
schneiden.
4 Öl, Essig und Gewürze zu einer Sauce rühren.
5 Das Gemüse in eine Salatschüssel geben und die
Sauce darüber gießen. Das Ganze etwa 15 Minuten
lang ziehen lassen.
6 Die Petersilienblätter waschen, grob hacken und
über den Salat streuen.

Löwenzahn

Die meisten denken bei Löwenzahn an eine Blumenwiese, nicht aber an ein nährstoffreiches Nahrungsmittel.

Herkunft

Die Pflanze mit ihrem typischen Samenstand, der »Pusteblume«, ist ein so genanntes Wildkraut. Es ist anzunehmen, dass die Pflanze bei uns schon immer gewachsen ist. Neuerdings wird Löwenzahn in Italien und Deutschland auch im eigenen Garten kultiviert.

Eignung

In der Säure-Basen-Bilanz nimmt Löwenzahn mit +22,7 einen Spitzenwert ein. Er enthält viele Bitterstoffe, die eine reinigende Wirkung auf die Leber ausüben. Zusätzlich unterstützt er die Funktionen von Bauchspeicheldrüse, Gallenblase und Milz. Er hat außerdem eine stark harntreibende Eigenschaft, die für Nieren und Blase von Vorteil ist. Das in allen dunkelgrünen Gemüsen reichlich vorhandene Karotin gilt als Krebs vorbeugend. Außerdem enthält der Löwenzahn viele Mineralstoffe und Vitamin C sowie Inulin und Cholin, die das Herzinfarktrisiko durch ihre cholesterinsenkenden und gefäßstärkenden Effekte verringern.

Gurken

Das Kürbisgewächs ist bei uns seit langem bekannt und wird vor allem als Salat, in Form von Eingemachtem (Essiggurken) seltener auch als Gemüse gegessen.

Herkunft

Über 11000 Jahre sollen Gurkensamen alt gewesen sein, die man in Thailand in einer Höhle entdeckt hat.

In heißen Ländern wurde die Gurke vor allem wegen ihres hohen Wasseranteils schon immer als ideale und gesunde Erfrischung geschätzt.

Eignung

Die Gurke ist bei den Gemüsen mit +31,5 Spitzenreiter in der Säure-Basen-Bilanz. Sie enthält reichlich Kalium und Magnesium. Wer die wertvollen Bitterstoffe und das Beta-Karotin voll nutzen will, sollte die Gurke mit Schale essen.

Gurken sind bei Verstopfung das natürliche Hilfsmittel schlechthin, denn sie sind stuhlregulierend, blutreinigend, entschlackend und stark harntreibend zugleich.

Auch wirken sie präventiv und therapeutisch bei Erkrankungen wie beispielsweise Gicht, Unreinheiten der Haut und Nieren- sowie Harnsteinen.

Löwenzahnsalat

Zutaten *1 Hand voll junge Löwenzahnblätter • 2 Scheiben Schinken-speck • 1 Zwiebel • 4 EL kaltgepresstes Olivenöl • 2 EL Weißweinessig 1 Messerspitze mittelscharfer Senf • frischer weißer Pfeffer aus der Pfeffer-mühle • Salz (pro Person ca. 270 kcal)*

Zube-reitung

1 Den Löwenzahn waschen, verlesen und gut abtropfen lassen. Die Blätter zerkleinern und in eine Schüssel geben.
2 Den Schinkenspeck in Würfel schneiden und in einer teflonbeschichteten Pfanne ohne Zugabe von Fett kurz anbraten. Die Würfel abkühlen lassen und auf den Löwenzahnblättern verteilen.
3 Die Zwiebel abziehen und fein würfeln.
4 Öl, Essig, Senf, Pfeffer und Salz zu einer Sauce verrühren. Die Zwiebelwürfel unterheben.
5 Die Sauce über den Salat geben und mischen.

Gurkensalat

Zutaten *1 Salatgurke • Salz • 1 Becher Biojoghurt (150 g) • 1 EL Distelöl 1 EL Weinessig • frischer Pfeffer aus der Pfeffermühle • 1/2 Bund frischer Dill (pro Person ca. 140 kcal)*

Zube-reitung

1 Die Salatgurke schälen und auf der groben Gemüseraffel in Scheiben schneiden. Diese etwas salzen und in einer Schüssel einige Minuten lang Wasser ziehen lassen.
2 In der Zwischenzeit den Joghurt mit Öl, Essig, Pfeffer und Salz zu einer cremigen Sauce verrühren.
3 Den Dill waschen, klein schneiden und in die Sauce geben.
4 Das Gurkenwasser abschütten und die Sauce über die Gurkenscheiben geben.

Butter

Unter den tierischen Nahrungsfetten ist die Butter das bei uns am häufigsten verwendete.

Unterschiede

Lange Zeit wurde nur im Sommer gebuttert, wenn die Kühe auf der Weide waren und besonders viel Milch gaben. Heute ist Butter selbstverständlich ganzjährig verfügbar. Für ein Kilogramm Butter werden 25 Liter Vollmilch benötigt. In einer Zentrifuge wird der Rahm von der Milch getrennt, pasteurisiert und mechanisch bearbeitet, bis eine streichfähige Masse entsteht. Die dabei anfallende Buttermilch fließt ab.
In den Molkereien werden Süßrahm und Sauerrahmbutter hergestellt. Für Sauerrahmbutter setzt man dem Rahm Milchsäurebakterien zu. Unterschieden werden drei Qualitätsstufen: Markenbutter, Landbutter (direkt auf dem Bauernhof hergestellt) sowie Kochbutter. Letztere kommt nicht in den Handel, sondern ist das Ausgangsprodukt zur Herstellung von Butterschmalz. Dem Butterschmalz wurden Wasser und Eiweiß entzogen, es ist reines Milchfett. Butterschmalz kann deutlich höher erhitzt werden als Butter und ist auch länger haltbar als diese.

Butter muss einen Milchfettanteil von mindestens 82 Prozent aufweisen, etwa 16 Prozent sind Wasser. Darüber hinaus sind noch geringe Mengen an Milcheiweiß und Milchzucker in der Butter enthalten. Zugesetzt werden dürfen der Butter nur zwei Stoffe: Kochsalz und Karotin. Dieses dient dazu, der Butter eine gelbliche Farbe zu verleihen.

Aufbewahrung

Butter ist im Kühlschrank in der Regel mehrere Wochen haltbar. Wie bei allen Milchprodukten ist aber auch bei Butter auf das Verfallsdatum zu achten. Ist dieser Termin verstrichen, sollte man die Ware wegwerfen. Verdorbene Milchprodukte können im menschlichen Organismus gesundheitsschädigende Effekte haben und zu schweren Verdauungsstörungen führen.

Eignung

Butter ist hinsichtlich der Säure-Basen-Bilanz mit –3,9 noch als neutral zu bewerten, während die Margarine mit –7,5 schon stärker im sauren Bereich liegt. Butter ist selbst bei Leber-, Magen- und Darmerkrankungen gut verträglich. Sie enthält in hohem Maß einfach und mehrfach gesättigte Fettsäuren und ist reich an fettlöslichen Vitaminen.

Zwiebelsuppe

Zutaten *1/2 Lauchstange • 2 Möhren • 2 große Kartoffeln • 1 rote Zwiebel • 2 große weiße Zwiebeln • 1 EL Butter (pro Person ca. 180 kcal)*

Zube-reitung

1 Für die Gemüsebrühe die Lauchstange gut waschen und abtropfen lassen. Den Lauch in Ringe schneiden.
2 Die Möhren schälen und in Scheiben schneiden.
3 Die Kartoffeln schälen und grob würfeln.
4 Die rote Zwiebel abziehen und auch grob würfeln.
5 Das Gemüse in einen Topf geben, der mit 2 Liter Wasser gefüllt ist, und dieses zum Kochen bringen. Das Gemüse ca. 45 Minuten gar ziehen lassen.
6 Die Gemüsestücke herausnehmen und den Sud als Brühe verwenden.
7 Für die Zwiebelsuppe die weißen Zwiebeln abziehen, halbieren und in feine Scheiben schneiden.
8 Die Butter in einem Topf erhitzen und die Zwiebeln darin anbraten, bis sie glasig sind.
9 Die Zwiebeln mit der Gemüsebrühe aufgießen und die Suppe 12 bis 15 Minuten kochen.

Butterbrot mit Schnittlauch

Zutaten *2 Scheiben Vollkornbrot • 2 Vollkornbrötchen • 1 EL (15 g) Butter 1/2 Bund frischer Schnittlauch • 6–8 Radieschen (pro Person ca. 370 kcal)*

Zube-reitung

1 Brote und die Brötchen jeweils mit etwas Butter bestreichen.
2 Den Schnittlauch waschen und in kleine Röllchen schneiden.
3 Radieschen waschen und in Scheiben schneiden.
4 Die Schnittlauchröllchen und die Radieschenscheiben direkt auf die Butter geben.

Weintrauben

Zu den beliebtesten Sommer-
früchten zählen die Weintrauben. Rund 80 Prozent aller geern-
teten Trauben werden jedoch zu
Wein verarbeitet.

Herkunft

Der Weinstock ist so alt wie unsere ältesten klassischen Kulturen,
denn schon im Alten Testament
spielen Weinstöcke und ihre
Trauben eine wichtige Rolle.
Auch die Griechen und Römer
waren dem alkoholischen wie
dem reinen unvergorenen Trau-
bensaft nicht abgeneigt.

Unterschiede

Es gibt zwei Arten von Weintrauben: die weißen bzw. hellen und
die meistens etwas kleineren
blauen Trauben. Für den Weinan-
bau spielt zudem noch eine große
Variationsbreite von verschiedenen Rebsorten eine Rolle, die
großen Einfluss auf den Geschmack des daraus gewonnenen
Weins haben. Für den Verzehr als
Frischobst wird immer häufiger
auf kernlose Traubensorten zu-
rückgegriffen.

Aufbewahrung

Weintrauben sollten am besten
frisch nach dem Kauf gegessen
werden. Man kann sie aber auch
im trockenen und kühlen Keller
so aufhängen, dass sie nicht auf-
einander liegen und deshalb auch
nicht faulen können. So halten
sie sich drei bis vier Wochen.

Eignung

Weintrauben stehen mit +7,6 auf
der Säure-Basen-Skala recht gut
da. Sie haben von allen Obstsorten den höchsten Kaliumgehalt
und bringen damit und im Zusammenwirken mit einigen
Fruchtsäuren den Säure-Basen-
Haushalt wieder ins Lot bzw. halten ihn im Gleichgewicht. Mit
ihren Eisen- und Kupferanteilen
fördern sie die Blutbildung, wirken blutdrucksenkend und vorbeugend gegen Arteriosklerose.
In den blauen Weintrauben ist
der Farbstoff Anthozyan enthalten, der die Durchblutung fördert, für kräftige und durchgängi-
ge Venen und Kapillaren sorgt
und bei Thrombosen empfohlen
wird. Wer möglichst schnell seine Energien mobilisieren will –
ob nun im Sport, am Schreibtisch
oder auf der Schulbank –, dem ist
mit Weintrauben schnell gehol-
fen. Denn sie sind reich an Glukose in Form von Traubenzucker,
der nach dem Verzehr sofort ins
Blut gelangt. Ansonsten werden
die Trauben bei vielen Stoffwech-
selstörungen empfohlen (Diabetiker sollten keine Trauben essen!).

Käseteller mit Weintrauben

Zutaten *200 g Käse, z. B.: 1 Scheibe Gouda, 1 Scheibe Emmentaler und 1 Stück Schweizer Käse • 2 Scheiben Vollkornbrot • 1 TL Butter 200 g Weintrauben (pro Person ca. 400 kcal)*

Zube-reitung

1 Die Gouda- und Emmentalerscheiben halbieren. Das Stück Schweizer Käse in 2 gleich große Portionen schneiden.
2 Die Brotscheiben dünn mit Butter bestreichen.
3 Die Weintrauben waschen, gegebenenfalls entkernen und halbieren.
4 Die Weintraubenhälften auf die Vollkornbrotscheiben verteilen.

Obstsalat mit Sahne

Zutaten *1 Orange • 1 Apfel • 1 Banane • 1 Kiwi • 100 g Weintrauben 1/2 Zitrone • flüssiger Süßstoff • 100 ml süße Sahne (pro Person ca. 190 kcal)*

Zube-reitung

1 Die Orange schälen und das Fruchtfleisch filetieren.
2 Den Apfel schälen, das Gehäuse entfernen und in kleine Stücke schneiden.
3 Die Banane und die Kiwi schälen und in Scheiben schneiden.
4 Die Weintrauben waschen und je nach Geschmack halbieren und entkernen oder ganz lassen.
5 Das Obst in eine Schüssel geben.
6 Die Zitrone auspressen und den Saft über die Obststücke geben. Mit einigen Spritzern Süßstoff abschmecken.
7 Die Sahne steif schlagen.
8 Den Obstsalat auf zwei Teller verteilen und die Sahne darüber geben.

Johannisbeeren

Johannisbeersträucher sind in Deutschland nahezu in jedem Garten anzutreffen. Johannisbeeren gehören zu den beliebtesten einheimischen Früchten.

Unterschiede

Es gibt Rote, Schwarze und Weiße Johannisbeeren. Sie unterscheiden sich vor allem etwas in der Zusammensetzung ihrer Inhaltsstoffe. Rote Johannisbeeren sind in unseren Breiten am häufigsten verbreitet.

Aufbewahrung

Johannisbeeren sind sehr empfindlich, weshalb sie immer frisch verwendet und erst unmittelbar vor ihrem Verbrauch vorsichtig von den Stielchen befreit werden sollten, um schnelles Faulen zu verhindern.

Eignung

Johannisbeeren haben gute Werte in der Säure-Basen-Bilanz: Die schwarzen liegen bei +6,1, die roten bei +2,4. Bereits 50 Gramm Johannisbeeren decken den Vitamin-C-Bedarf eines ganzen Tages. Die reichlich vorhandenen Mineralstoffe unterstützen die Festigung der Kapillaren. Ganz allgemein entfalten Johannisbeeren ihre gesundheitsfördernden Wirkungen überall dort, wo es darum geht, die Gefäße elastisch und widerstandsfähig zu erhalten. Sie wirken gegen Arteriosklerose ebenso vorbeugend wie gegen Schlaganfall und Diabetes mellitus. Auch bei Erkältungskrankheiten sind sie wegen ihres hohen Vitamin-C-Gehalts zu empfehlen.

Schwarze Johannisbeeren enthalten einen Stoff, der antibakteriell und entgiftend wirkt. Ihre Blätter können aufgegossen und der Tee kann bei Halsweh verabreicht werden – es wurde sogar nachgewiesen, dass Kindern mit Keuchhusten dieser Tee eine weitgehend ruhige Nacht bescheren kann. Schwarze und Rote Johannisbeeren stehen auch in dem Ruf, bei Neigung zu Verdauungsproblemen wie Verstopfung über die Unterstützung der Magensäurereproduktion und der Darmtätigkeit Abhilfe zu schaffen.

Hinweis

Werdenden und stillenden Müttern wird empfohlen, reichlich Schwarze Johannisbeeren zusammen mit den Kalziumlieferanten Milch oder Quark zu essen bzw. Johannisbeersaft zu trinken, um den erhöhten Eisenbedarf dieser Zeit abzudecken und somit die Knochen stabil zu halten und das Wachstum des Kindes zu fördern.

Beerencocktail

Zutaten *100 g Himbeeren • 100 g Brombeeren • 150 g Johannisbeeren flüssiger Süßstoff • 1/2 Zitrone • 20 g Mandelblätter (pro Person ca. 110 kcal)*

Zubereitung

1 Himbeeren und Brombeeren waschen und gut abtropfen lassen.

2 Johannisbeeren gut waschen und verlesen. Mit einer Gabel die Früchte vom Stiel trennen.

3 Die Beeren in eine Schüssel geben und mit einigen Spritzern Süßstoff beträufeln.

4 Die Zitrone auspressen und den Saft über die Beeren geben. Anschließend den Beerencocktail mit den Mandelblättern bestreuen.

Tipp

Statt der Mandelblätter können Sie auch gehackte Pistazienkerne verwenden.

Johannisbeeren im Teigmantel

Zutaten *500 g Johannisbeeren • 2–3 Eier (je nach Größe) 125 g Vollkornmehl • 1/8 l Milch • 1 Prise Salz • 1 EL Butter (pro Person ca. 450 kcal)*

Zubereitung

1 Die Johannisbeeren waschen, verlesen und gut abtropfen lassen.

2 Für den Teig die Eier trennen. Das Eiweiß steif schlagen.

3 Die Eigelbe mit Mehl, Milch und Salz verrühren. Das steife Eiweiß vorsichtig unterheben.

4 Die Butter in einer Pfanne erhitzen.

5 Die Johannisbeeren mit Stiel in den Teig eintauchen und dann in das heiße Fett legen. Etwa 5 Minuten von beiden Seiten goldbraun backen lassen.

Kirschen

Die Kirschblüte im April ist das sichere Zeichen, dass der Winter endgültig vorbei ist. Und die Kirschernte im Frühsommer ist nicht nur wegen des bevorstehenden Gaumenschmauses ein besonderes Ereignis, sie läutet auch eine neue Jahreszeit ein.

Herkunft

Wild wachsende Kirschen gehören zu den ältesten Obstsorten überhaupt. Kultiviert wurde die Süßkirsche von den Römern im Imperium Romanum.

Unterschiede

Süß- und Sauerkirschen sind äußerlich oft nicht, sondern nur über den Geschmack zu unterscheiden. Süßkirschen unterteilt man in Herz- und Knorpelkirschen; Herzkirschen sind sehr saftig und weißfleischig, Knorpelkirschen haben festes Fruchtfleisch. Die Farbpalette reicht von Gelblich bis fast Schwarz.

Aufbewahrung

Kirschen können zwar an einem trockenen und kühlen Platz einige Tage aufgehoben werden, trotzdem sollten Sie möglichst schnell gegessen oder verarbeitet werden. Sie sind empfindlich und schimmeln schnell.

Eignung

Die Sauerkirsche kommt auf der Säure-Basen-Skala immerhin auf einen Wert von +3,5, die Süßkirsche auf +4,4 – sie haben also beide eine leicht basische Wirkung im Körper.

Die ganze Palette an Mineralstoffen – Kalium, Kalzium, Eisen, Magnesium, Phosphor und Kieselsäure – ist in ihnen enthalten, wobei die dunkleren Kirschen eine höhere Konzentration als die hellen aufweisen. Den Aufbau von Knochen und Zähnen sowie das Nervensystem unterstützen zusätzlich die Vitamine aus der B-Gruppe sowie Karotin und Vitamin C. Die Kirsche ist also eine ideale Ernährungsergänzung für Kinder – zum Glück schmecken Kirschen auch noch so gut.

Sauerkirschen sind genauso fruchtzuckerhaltig wie Süßkirschen, enthalten aber zudem wesentlich mehr Pflanzensäuren. Diese unterstützen den Stoffwechsel, gehen gegen Bakterien und Keime im Organismus vor und fördern außerdem die Säftebildung der Drüsen.

Hinweis

Es sei wiederholt: Nach dem Verzehr von rohen Kirschen kein Wasser trinken. Gärungsprozesse mit Krämpfen und Durchfall können die Folge sein.

Kirschpfannkuchen

Zutaten *3 Eier • 200 g Vollkornmehl • 1/4 l Milch • 1 Prise Salz 500 g frische süße Kirschen • 3 EL Butter • Zimt (pro Person ca. 420 kcal)*

Zubereitung

1 Die Eier trennen. Das Eiweiß mit dem Handmixer auf höchster Stufe steif schlagen.
2 Die Eigelbe zusammen mit dem Mehl, der Milch und dem Salz verquirlen. Das steife Eiweiß vorsichtig unterheben.
3 Die Kirschen waschen, gut abtropfen lassen und entsteinen. Die Kirschhälften in den Teig geben.
4 In einer Pfanne Butter erhitzen, 1 Schöpflöffel Teig hineingießen und gleichmäßig verteilen. Auf beiden Seiten goldgelb backen.
5 Beim Anrichten mit Zimt bestreuen.

Überbackene Kirschen

Zutaten *300 g frische süße Kirschen • 20 g Butter • 20 g gemahlene Mandeln • 2 Eier • 2 Stück Zwieback • 2 EL flüssiger Süßstoff • 1 EL saure Sahne • 1 EL süße Sahne (pro Person ca. 380 kcal)*

Zubereitung

1 Die Kirschen waschen, gut abtropfen lassen und entsteinen.
2 Eine feuerfeste Auflaufform mit Butter einfetten und mit den Mandeln ausstreuen. Die halbierten Kirschen hineingeben.
3 Die Eier trennen. Das Eiweiß steif schlagen.
4 Den Zwieback fein zerbröseln.
5 Die Eigelbe mit dem Zwieback, dem Süßstoff und der Sahne verrühren. Das steife Eiweiß unterheben.
6 Die Eimasse über die Früchte gießen. Die Auflaufform in den vorgeheizten Backofen schieben und bei 180 °C ca. 30 Minuten lang überbacken.

Zitronen

Die bekannteste Zitrusfrucht unter den Südfrüchten ist die Zitrone. Ihr Aroma ist auch aus der deutschen Küche nicht mehr wegzudenken.

Herkunft

Ihre Heimat hat die Zitrone sehr wahrscheinlich in dem Gebiet zwischen Himalaja und Südchina. Dort wurde sie bereits vor mehr als 2000 Jahren kultiviert. Nach Europa gelangt sein muss sie im frühen Mittelalter. Als die Pest immer wieder ihre furchtbare Spur des Todes durch Europa zog, wurde den Menschen geraten, viel Zitronensaft zu trinken und die Schale zum Schutz gegen die Ansteckung in den Mund zu stecken.

Aufbewahrung

An einem kühlen und trockenen Ort können Zitronen einige Wochen aufgehoben werden.

Eignung

Wir wissen heute, dass die Kraft der Zitrone allein die Pest nicht stoppen konnte. Bewiesen ist, dass sie antiseptische Kräfte besitzt, die sowohl innerlich als auch äußerlich ihre Wirkung entfalten können. Mit einem Wert von +9,9 steht sie in der Säure-Basen-Bilanz recht gut da. Zitronen können wegen ihres enorm sauren Geschmacks (fast) nicht so gegessen werden. Meistens wird nur der Saft verwendet, den man auch mit anderen Flüssigkeiten mischen kann. Zitronen werden meistens mit einem hohen Vitamin-C-Gehalt in Verbindung gebracht. Dieser ist aber mit ca. 53 Milligramm pro 100 Gramm gar nicht so imponierend, Schwarze Johannisbeeren (177) und Petersilie (166) weisen das Dreifache davon auf. Trotzdem hilft der Zitronensaft bei Erkältungskrankheiten und Durchfall, und auch der Blutdruck kann gesenkt werden. Weiter ist die Zitrone hilfreich bei allen Problemen mit den Verdauungsdrüsen, und sie wirkt lindernd auf Blähungen und Bauchkrämpfe.

Hinweis

Kaufen Sie nur knallgelbe Zitronen, denn nur diese Früchte sind ausgereift! Magenempfindliche Menschen sollten mit Zitronensaft – vor allem auf nüchternen Magen – vorsichtig sein. Bei Zahnfleischbluten hat es sich bewährt, die Zähne mit einem Zitronenstückchen zu massieren. Bei akuter Halsentzündung ist es gut, mit reinem Zitronensaft zu gurgeln und die entzündete Stelle abends damit zu betupfen.

Forellenfilet auf Brot

Zutaten *2 geräucherte Forellenfilets • 2 Scheiben Roggenbrot • 1/2 Zitrone • 1 EL Sahnemeerrettich • 1/2 Bund Dill (pro Person ca. 180 kcal)*

Zubereitung

1 Die Forellenfilets auf die Brotscheiben legen.
2 Die Zitrone auspressen.
3 Den Fisch mit dem Zitronensaft beträufeln. Kurz durchziehen lassen und mit dem Sahnemeerrettich bestreichen.
4 Den Dill waschen, abtropfen lassen und die Brote damit garnieren.

Tipp

Wer mag, kann statt des Dills auch einige Blättchen Petersilie auf den Sahnemeerrettich geben. Zitronenscheiben sind ausgesprochen dekorativ. Dünn geschnitten (am besten ungespritzte Früchte verwenden) auf dem Tellerrand drapiert, werten sie viele Gerichte optisch auf.

Krabbenbrot

Zutaten *1/2 Zitrone • 1/2 Bund Schnittlauch • 2 Scheiben Roggenbrot • 1 TL Butter • 200 g abgekochte Nordseekrabben (pro Person ca. 150 kcal)*

Zubereitung

1 Die Zitrone auspressen. Den Schnittlauch waschen, abtrocknen und in dünne Röllchen schneiden.
2 Die Brote mit der Butter dünn bestreichen.
3 Die frischen Krabben darauf verteilen. Das Ganze mit dem Zitronensaft beträufeln und die Schnittlauchröllchen darauf verteilen.

Tipp

Sie können die Krabben vorher auch leicht in etwas Butter erwärmen.

Nüsse

Nüsse und Nussmischungen sind im europäischen Raum vor allem als Snack für zwischendurch beliebt. Auch sind sie fast unverzichtbarer Bestandteil eines jeden Müslis.

Herkunft

Nüsse werden heute auf der ganzen Welt angebaut. Wo genau welche Nusssorten beheimatet sind, lässt sich kaum sagen. Fest steht lediglich, dass sie schon früh ein begehrtes Nahrungsmittel waren bzw. zur Gewinnung von Ölen dienten.

Unterschiede

Die Vielfalt an Nüssen ist enorm, wobei sie sich sowohl in Aussehen als auch im Geschmack stark unterscheiden. Am weitesten verbreitet sind bei uns Erdnüsse, Haselnüsse, Walnüsse und Mandeln. Immer beliebter werden bei uns Pistazien und Cashewkerne.

Aufbewahrung

Alle Nüsse werden leicht ranzig, weshalb man sie am besten in der Schale kauft. Ansonsten sollten sie rasch aufgebraucht werden. Wenn sie luftdicht verpackt werden, bleiben auch geschälte Nüsse im Kühlschrank einige Monate haltbar.

Eignung

In der Säure-Basen-Bilanz reichen die Werte von −0,2 (Haselnüsse) bis −12,7 (Erdnüsse). Nüsse sind sehr kalorienreich, weil sie zwischen 50 und 65 Prozent Fett enthalten. 100 Gramm Nüsse liefern zwischen 600 und 700 Kilokalorien, was etwa 30 Prozent des Tagesbedarfs eines Menschen an Kalorien ausmacht!

Allerdings sind die Fette zu einem großen Teil ungesättigte Fettsäuren (besonders Linolsäure). Diese sind eine sehr gute Nahrung für unser Gehirn, so dass z.B. die nachlassende Konzentrationsfähigkeit durch ein paar Nüsse schnell wiederhergestellt werden kann. Nüsse sind außerdem sehr herzfreundlich. Aus Cashewkernen wird beispielsweise auch das homöopathische Mittel Anacardium gewonnen, das bei Magen- und Darmgeschwüren zum Einsatz kommt.

Hinweis

Nüsse sollten nach Möglichkeit mit Früchten kombiniert werden. Auf diese Art und Weise kann auch die Kalorienanzahl einer Zwischenmahlzeit problemlos im Rahmen gehalten werden, ohne die Zufuhr von Vitaminen, Mineralstoffen und Spurenelementen zu reduzieren.

Kartoffelsalat mit Walnüssen

Zutaten *200 g Kartoffeln • 2 Tomaten • 1/2 Salatgurke • 1/2 rote Paprikaschote • etwas Rosmarin • frischer Pfeffer aus der Pfeffermühle 1 TL Salz • 1/8 l Gemüsebrühe (Instant) • 2 EL Weinessig • 1 EL Walnussöl • einige Salatblätter • 1 Ei • 6 Walnüsse (pro Person ca. 500 kcal)*

Zubereitung	

Zubereitung

1 Die Kartoffeln waschen und mit der Schale in Salzwasser gar kochen. Etwas abkühlen lassen, die Schalen abpellen und die Kartoffeln in dünne Scheiben schneiden.

2 Die Tomaten waschen, die Gurke schälen und beides in dicke Scheiben schneiden.

3 Den Paprika waschen, entkernen und in Streifen schneiden.

4 Die Kartoffelscheiben mit Rosmarin, frischem Pfeffer und Salz würzen. Das Ganze mit heißer Gemüsebrühe übergießen. Essig und Öl dazugeben, alles gut verrühren und ungefähr 15 Minuten lang durchziehen lassen.

5 In der Zwischenzeit die Salatblätter waschen und in eine große Schüssel geben.

6 Das Ei hart kochen, abschrecken, pellen und in Scheiben schneiden.

7 Den Kartoffelsalat auf die Salatblätter geben.

8 Tomaten-, Gurken- und Paprikastücke sowie Eischeiben darauf verteilen.

9 Zum Schluss die Walnüsse knacken und die Nusshälften dekorativ auf den Salat legen.

Tipp

Walnussöl hat einen eigenwilligen Geschmack, der nicht jedermanns Sache ist. Sollte es nicht unbedingt Ihrer Geschmacksrichtung entsprechen, können Sie stattdessen gegebenenfalls ein eher neutral schmeckendes Leinöl für die Zubereitung des Salats verwenden.

Möhren

Die Möhre – je nach Region gelbe Rübe, Mohrrübe oder Karotte genannt – ist ein ebenso gesundes wie weit verbreitetes Wurzelgemüse, das sich außerordentlich vielfältig verarbeiten lässt.

Herkunft

Über die Ursprünge der Möhre weiß man wenig. Sicher ist allerdings, dass sie schon in der Antike von Griechen und Römern gleichermaßen geschätzt wurde. Nicht nur ihres Geschmacks, sondern auch ihrer Heilwirkungen wegen wurde sie verzehrt.

Unterschiede

Je nach Sorte können sich Möhren in Aussehen und Geschmack unterscheiden. Auch die Erntezeit kann variieren. Von Bedeutung ist auch die Art des Anbaus. Versuche zeigten, dass Hasen biologischen Möhren gegenüber konventionell angebauten fast immer den Vorzug gaben. Jene waren geschmacklich wohl einfach überlegen.

Aufbewahrung

Frisch werden Möhren ab dem späten Frühling bis in den Herbst hinein angeboten. Die ersten, noch nicht ganz ausgereiften halten sich weniger lange als die späteren, die ausgewachsen sind. Im Gemüsefach lassen sich Möhren problemlos einige Tage lagern. Bei größeren Mengen empfiehlt es sich, sie an einem kühlen Ort in einem mit Sand gefüllten Steingefäß aufzubewahren.

Eignung

Möhren liegen mit einem Wert von +9,5 gut im basischen Bereich. Deshalb fördern sie die Ausgewogenheit des Säure-Basen-Haushalts. Für eine Entsäuerungskur sind Möhren auch deshalb geeignet, weil sie leicht verdaulich sind. Gleichzeitig haben sie einen sehr hohen Ballaststoffanteil. An Mineralstoffen und Spurenelementen ist die Möhre relativ arm, sieht man vom Selen ab, wovon sie reichlich enthält. Selen ist besonders wichtig für ein gut funktionierendes Herz-Kreislauf-System.

Unerreicht ist ihr Gehalt an dem Pflanzenfarbstoff Beta-Karotin, aus dem der Körper Vitamin A produziert. Eine große Portion Möhren deckt hier den Bedarf mehrerer Tage. Damit das Beta-Karotin optimal aufgenommen werden kann, müssen die Möhren leicht gegart und mit etwas Fett (Öl oder Butter) angereichert werden. Vitamin A ist unerlässlich für das Sehvermögen sowie ein intaktes Immunsystem.

Möhrenauflauf

Zutaten *200 g Möhren • 1 Ei • 1/2 Zwiebel • 2 EL Walnüsse 1/8 l Milch • 1 Prise Muskat • Salz • weißer Pfeffer • 1 Sträußchen Petersilie (pro Person ca. 430 kcal)*

Zubereitung

1 Die Möhren raspeln, das Ei schlagen, die Zwiebel hacken, die Walnüsse reiben.
2 Alle Zutaten mit der Milch, dem Muskat, Salz und Pfeffer vermischen. In den (ungelochten) Einsatz eines Dampfkochtopfs füllen und etwa 8 Minuten garen.
3 Die Petersilie hacken und damit das fertige Gericht bestreuen.

Tipp

Wer keinen Dampfkochtopf besitzt, kann den Auflauf auch im Wasserbad garen. Die Garzeit beträgt hier allerdings 40 Minuten.

Roter Nudel-Gemüse-Salat

Zutaten *4 Möhren • 2 Tomaten • 1 Paprikaschote • 5 Radieschen 2 rote Chilischoten • 6 Blätter Radicchio • 1 mittelgroße rote Zwiebel 60 g Rote Bete (Glas) • 200 g gekochte Tagliatelle • 100 g Edamer Käse 5 EL Balsamicoessig • 2 EL Olivenöl • Salz • Pfeffer (pro Person ca. 500 kcal)*

Zubereitung

1 Möhren schälen, Tomaten, Paprika und Radieschen putzen und waschen, Chilischoten der Länge nach halbieren, waschen und entkernen, Radicchioblätter waschen, Zwiebel abziehen, Rote Bete abgießen.
2 Das Gemüse in kleine Würfel, den Radicchio in feine Streifen schneiden.
3 Die Nudeln kürzen und mit dem Gemüse vermengen. Den Käse grob raspeln und unterheben.
4 Essig, Olivenöl, Salz und Pfeffer zu einem Dressing anrühren und den Salat damit anmachen.

Über die Autorin

Dr. Nicole Schaenzler studierte zunächst Germanistik und Psychologie und arbeitet heute als Journalistin und Buchautorin. Ihr besonderes Interesse gilt dabei der Ernährung, der Psychosomatik und alternativen Therapien.

Hinweis

Das vorliegende Buch ist sorgfältig erarbeitet worden. Dennoch erfolgen alle Angaben ohne Gewähr. Weder Autorin noch Verlag können für eventuelle Nachteile oder Schäden, die aus den im Buch gemachten praktischen Hinweisen resultieren, eine Haftung übernehmen.

Bildnachweis

Südwest Verlag, München: Titel, 8, 22 (U.Kerth); 2 (C.Kargl/U.S.); 12, 27 (K.Newedel); 17 (A.Merke); 32 (R.Hofmann); 37 (H.Seidenabel)

Impressum

© 1998 Südwest Verlag GmbH in der Verlagshaus Goethestraße GmbH & Co. KG, München

Alle Rechte vorbehalten. Nachdruck – auch auszugsweise – nur mit Genehmigung des Verlags.

Redaktion: Christine Waßmann
Projektleitung: Susanne Garte
Redaktionsleitung und medizinische Fachberatung:
Dr. med. Christiane Lentz
Bildredaktion: Gabriele Feld
Produktion: Manfred Metzger
Umschlag: Manuela Hutschenreiter, München,
Till Eiden
Layout: Klaus Lutsch
Satz/DTP: Mihriye Yücel

Druck und Bindung:
Druckerei Uhl, Radolfzell

Gedruckt auf chlor- und säurefreiem Papier

ISBN 3-517-07579-5

Sachregister

Rezepteregister